Dr. Volker Spitzer und Nicole Spitzer • Super-Vitamin D

Dr. Volker Spitzer
und Nicole Spitzer

Super-Vitamin D

Rundumschutz vor den
Krankheiten unserer Zeit:

Krebs, Diabetes, Herzkrankheiten,
Osteoporose

VAK vital

VAK Verlags GmbH
Kirchzarten bei Freiburg

Vorbemerkung des Verlags
Dieses Buch dient der Information über Möglichkeiten der Gesundheitsvorsorge und Selbsthilfe. Wer sie anwendet, tut dies in eigener Verantwortung. Autoren und Verlag beabsichtigen nicht, Diagnosen zu stellen und Therapieempfehlungen zu geben.
Die Informationen in diesem Buch sind nicht als Ersatz für professionelle medizinische Behandlung bei gesundheitlichen Beschwerden zu verstehen.

Bibliografische Information der Deutschen Bibliothek
Die Deutsche Bibliothek verzeichnet diese Publikation in der Deutschen Nationalbibliografie; detaillierte bibliografische Daten sind im Internet über http://dnb.ddb.de abrufbar.

VAK Verlags GmbH
Eschbachstraße 5
79199 Kirchzarten
Deutschland
www.vakverlag.de

1. Auflage 2009
© VAK Verlags GmbH, Kirchzarten bei Freiburg 2009
Lektorat: Nadine Weber
Fotos: alle © Microsoft ClipArt
Umschlagdesign: Hugo Waschkowski, Freiburg
Reihenlayout: Karl-Heinz Mundinger, VAK
Satz: Goar Engeländer, Bad Lippspringe
Druck: MediaPrint GmbH, Paderborn
Printed in Germany
ISBN 978-3-86731-053-6

Inhalt

Danksagung	6
Vorwort	7
Einleitung	10
Die Geschichte von Vitamin D	13
Grundlagen zum Vitamin-D-Stoffwechsel	16
Vitamin-D-Mangel – ein weltweites Problem	24
Vitamin D ist unerwartet vielseitig	42
Vitamin D stärkt das Immunsystem	53
Vitamin D und Krebs	60
Vitamin D und Herz-Kreislauf-Erkrankungen	75
Vitamin D und die Gesundheit der Seele	81
Vitamin D und Autismus	85
Vitamin D und Autoimmunerkrankungen	88
Vitamin D und Diabetes	92
Vitamin D und Übergewicht	97
Wie steht es eigentlich um Ihren Vitamin-D-Status?	101
Wie erreicht man eine optimale Vitamin-D-Versorgung?	104
Ist die Einnahme von zusätzlichem Vitamin D sicher?	110
Schlusswort	113
Literatur	116
Über die Autoren	125

Danksagung

Wir möchten uns sehr herzlich beim VAK-Verlag bedanken, der unsere Idee, ein Buch zum Thema Vitamin D zu verfassen, begeistert aufgenommen hat und der es ermöglichte, es in kurzer Zeit in die Realität umzusetzen. Ein besonderer Dank gilt auch unserer Lektorin Nadine Weber für Ihre Unterstützung bei der Gestaltung des Buches sowie für die vielen wertvollen Anregungen, die wir von ihr erhalten haben.

Vorwort

Super-Vitamin D – ein vielversprechender Titel für ein kleines Buch. Wir selbst schwelgen nicht gerne in übertriebenen Superlativen, doch im Falle von Vitamin D gibt es dazu aus verschiedenen Gründen durchaus Berechtigung. Seit vielen Jahren beschäftigen wir uns mit dem Thema „Vitamine", doch in keinem anderen Falle waren neue Erkenntnisse so faszinierend wie bei Vitamin D. Es besitzt unter den Vitaminen eine Sonderstellung, die schon damit beginnt, dass es eigentlich kein Vitamin im Sinne der Definition ist. Seine vielfältigen Wirkungen sind vielmehr seinem Folgeprodukt, dem Calcitriol zuzuschreiben. Dies ist ein Hormon, das schon in kleinsten Mengen große Aufgaben in der Regulation von Körperfunktionen übernimmt. 36 der menschlichen Organe benötigen für ihre Steuerung und Funktion das Hormon Calcitriol.

Seit vielen Jahren ist bekannt, dass Vitamin D bzw. sein hormonelles Folgeprodukt für gesunde Knochen essenziell ist. In einem komplizierten Regelwerk nimmt es Einfluss auf den Kalziumstoffwechsel, um die Knochen zu stärken. In den letzten Jahren wurden aber neue Erkenntnisse gewonnen, die weit über diese Funktionen hinausgehen.

Durch seinen Einfluss auf den Zellteilungs- und Differenzierungsprozess spielt es eine unmittelbare Rolle bei der Entstehung von Krankheiten wie Krebs. Auch im Immunsystem spielt Vitamin D eine Schlüsselrolle. Es kann das Immunsystem stärken und auch Autoimmunerkrankungen (z. B. Multiple Sklerose,

Neurodermitis) beeinflussen. Vitamin D ist auch wichtig für die Regulierung der Insulin-Ausschüttung im Körper. Somit besteht auch eine Verbindung zwischen Vitamin D und bestimmten Diabetes-Arten. Selbst ein Zusammenhang zwischen Vitamin D, Herzerkrankungen und Blutdruck wurde kürzlich nachgewiesen, und auch für unsere Seele scheint es eine Rolle zu spielen.

Im Gegensatz zu den meisten anderen Vitaminen besteht beim Vitamin D ein weltweiter Mangel in der Bevölkerung. In Deutschland sind mehr als 50 Prozent der Menschen nicht ausreichend mit Vitamin D versorgt. Dies kann langfristig fatale Folgen haben, wenn man sich das breite Wirkungsspektrum dieser Substanz ansieht. Die Ursachen für diesen Mangel liegen auf der Hand, wenn man sich die Quellen für Vitamin D näher ansieht. Dies ist zum einen das Sonnenlicht, das in der Haut Vitamin D erzeugt. Leider ist die Sonne hierzulande ein eher seltener Gast und im Winter nicht stark genug. Da die Sonne jedoch die Hauptquelle für Vitamin D darstellt, ist es verständlich, dass ein Mangelproblem vorprogrammiert ist. Die andere Quelle für Vitamin D sind fettreiche Fische, die bei uns leider nicht so häufig auf dem Speiseplan stehen. Aus dem Gesagten wird klar, dass wir fast keine Chance haben, einem Vitamin D Mangel zu entgehen.

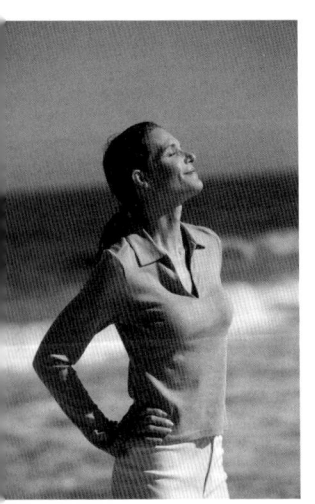

In diesem kleinen Buch haben wir für Sie die neuesten wissenschaftlichen Erkenntnisse zum Thema Vitamin D zusammengefasst. Neben einem Test, der Ihnen hilft, Ihren Vitamin-D-Status besser einzuschätzen, haben wir auch Strategien für Sie erarbeitet, die Ihnen helfen sollen, eine optimale Versorgung mit Vitamin D zu erreichen. Dies kann für Ihre Gesundheit von vielschichtiger Bedeutung sein.

Die Reise mit Vitamin D ist noch lange nicht zu Ende. Neue Forschungsergebnisse werden in den nächsten Jahren weitere Einsichten ermöglichen, welche Rolle es für die menschliche Gesundheit spielt.

Wir hoffen, dass Sie von dem „Supervitamin" genauso begeistert sind wie wir und wünschen Ihnen eine gesunde und Vitamin-D-reiche Zeit.

Dr. Volker und Nicole Spitzer

Einleitung

Vitamin D – ein ganz spezielles „Vitamin"

Vitamine gehören zu den sogenannten essenziellen Mikronährstoffen, die wir mit der Nahrung aufnehmen müssen, weil unser Körper sie nicht selbst herstellen kann. „Mikro" deshalb, weil sie im Vergleich zu den Makronährstoffen (Kohlenhydrate, Fette und Proteine) nur in relativ geringen Mengen benötigt werden. Insgesamt gibt es dreizehn dieser lebensnotwendigen Substanzen, die man üblicherweise in vier fettlösliche (Vitamin A, D, E und K) und neun wasserlösliche Vitamine (Vitamin B_1, B_2, B_6, B_{12}, Niacin, Biotin, Pantothensäure, Folsäure und Vitamin C) einteilt. Einige Vitamine werden als sogenannte Provitamine aufgenommen, die dann erst im Körper in ihre Wirkform umgewandelt werden.

Jedes Vitamin übernimmt ganz spezielle Aufgaben im Stoffwechsel und sie sind an fast allen biochemischen Reaktionen im Organismus beteiligt. Sie unterstützen Enzyme, Co-Enzyme und Hormone bei den unterschiedlichsten Stoffwechselaufgaben. Nur wenn das Vitamin-Team komplett ist, können die Körperzellen erfolgreich ihre Arbeit verrichten. Da jedes Vitamin für sich einzigartig ist, können sie sich auch nicht gegenseitig ersetzen. Deshalb ist es wichtig, dass alle Vitamine zur Verfügung stehen. Grundsätzlich sorgen sie als eine Art Katalysator für das Ankurbeln des Stoffwechsels. Sie stellen z. B. sicher, dass unsere Nahrung in biologisch verfügbare Energie umgewandelt werden kann. Obwohl sie keinen energetischen Nährwert wie die Makronährstoffe besitzen, sind sie somit für die Aufrechterhaltung aller Lebensvorgänge notwendig. Neben vielen anderen Funktionen sind sie weiterhin wichtig für das Immunsystem und unverzichtbar beim Aufbau von Zellen, Blutkörperchen, Knochen und Zähnen.

Bereits der Mangel an einem Vitamin (Avitaminosen oder Hypovitaminosen) kann zu schweren Stoffwechselstörungen führen. So kann auch die Entdeckung vieler Vitamine in Verbindung gebracht werden mit bestimmten Krankheitsbildern, die bei ihrem Mangel auftreten. Typische Beispiele hier sind Skorbut und Vitamin-C-Mangel, Beriberi und Vitamin-B_1-Mangel und auch Rachitis bei Vitamin-D-Mangel.

Vitamin D weist nun im Vergleich zu den anderen zwölf Vitaminen einige Besonderheiten auf:

1. Es kann in der Haut aus körpereigenem Cholesterin mithilfe von Sonnenlicht (UV-B-Strahlung) gebildet werden. Das Sonnenlicht wandelt eine spezielle Cholesterinform in einer Reihe von Reaktionsschritten zu Vitamin D um. Somit ist es eigentlich kein Vitamin im klassischen Sinne. Vielmehr spielt in diesem Falle das Sonnenlicht selbst die Rolle eines „Vitamins". Deshalb wurde Vitamin D von Meinhard von Pfaundler – einem sehr bekannten Kinderarzt – auch als „in das Reagenzglas gebanntes Sonnenlicht" bezeichnet.
2. Es hat im Körper die Funktion eines Prohormons (Hormonvorstufe) und wird erst über eine weitere Zwischenstufe in seine physiologisch aktive Form umgewandelt. Dies ist das Hormon Calcitriol, das eine Vielzahl von hormonsensitiven Genen in ihren Funktionen beeinflusst.
3. Vitamin D ist auch kein weit verbreiteter Bestandteil in Lebensmitteln, sondern kommt in größeren Mengen nur in

wenigen Nahrungsquellen wie Fettfischen (Hering, Lachs) vor. Dies ist von der Evolution her verständlich, da unsere afrikanischen Vorfahren während Jahrtausenden die Sonne ganzjährig großzügig zur Verfügung hatten und eine Versorgung über die Nahrung nicht notwendig war.

Die Geschichte von Vitamin D

Vitamin D ist schon seit Langem bekannt als das „Knochenvitamin" und wird aus diesem Grund heute den Säuglingen während des ersten Lebensjahres in Form von Vitamin-D-Tropfen verabreicht. Dies dient zur Verhinderung von Rachitis (Deformierung der Knochen), die um das Jahr 1900 weit verbreitet war. In den Industrieregionen litten damals 80 bis 90 Prozent aller Kinder an Rachitis, weil sie einerseits zu wenig nach draußen an die Sonne kamen und andererseits die Sonnenstrahlen aufgrund der Luftverschmutzung durch Kohleverbrennung die Erde kaum erreichten. Die erste wissenschaftliche Beschreibung der Vitamin-D-Mangelkrankheit Rachitis stammt bereits aus dem 17. Jahrhundert, aber erst zu Beginn des 20. Jahrhunderts wurde der kausale Zusammenhang zwischen Vitamin D und der Knochenerweichung aufgedeckt.

Im Jahre 1918 experimentierte der Wissenschaftler Sir Edward Mellanby mit Hunden, die nie das Tageslicht gesehen hatten. Er konnte beweisen, dass die Tiere die Rachitis aufgrund eines Mangels an einem Mikronährstoff entwickelten und verdächtigte ein „fettlösliches Vitamin". Bestärkt wurde seine Annahme durch die Tatsache, dass er die Rachitis mit Fischleber (als gute Vitamin-D-Quelle) erfolgreich behandeln konnte. Der Faktor „Licht" blieb also zunächst unbeachtet.

1919 gelang es auch dem Kinderarzt Kurt Huldschinsky, Rachitis zu behandeln. Er entdeckte, dass sich die Symptome durch Bestrahlung mit einer UV-B-Lampe schlagartig verbesserten, konnte aber noch nicht die weiteren Zusammenhänge erkennen. Kurz darauf fanden die Forscher Goldblatt und Soames heraus, dass Vitamin D durch Bestrahlung mit Sonnenlicht aus einer Vorstufe entsteht, die auch in der Haut vorhanden ist (7-Dehydrocholesterol). Die Wissenschaftler Hess und Weinstock konnten dann nachweisen, dass die Gleichung „Sonnenlicht = Vitamin D" tatsächlich richtig ist. Sie bestrahlten kleine Hautstücke mit Licht und verfütterten sie an Ratten mit Rachitis. Die Ratten wurden schnell gesund. Die andere Gruppe der kranken Ratten erhielt unbestrahlte Hautstückchen und die Rachitis blieb bestehen. Somit wurde gezeigt, dass es sich bei der Substanz nicht nur um einen essenziellen Nahrungsbestandteil handeln konnte.

Der Biochemiker Elmer V. McCollum machte im Jahr 1923 weitere Experimente mit Lebertran. Leber ist eine sehr reiche Quelle an einem anderen Vitamin: Retinol oder Vitamin A. Um nun auszuschließen, dass Vitamin A mit der heilenden Wirkung in Bezug auf Rachitis in Verbindung stand, wurde es vor den Experimenten durch Oxidation zerstört. Trotzdem behielt der so behandelte Lebertran seine antirachitische Wirkung und es war nachgewiesen, dass ein anderer, von Vitamin A unabhängiger Stoff die Heilkraft für Rachitis besaß. Die neu identifizierte Substanz mit anti-rachitischer Wirkung nannte er „Vitamin D".

Kurz darauf, im Jahre 1927, gelang dem deutschen Chemiker Adolf Windaus die fotochemische Herstellung von Vitamin D. Er erhielt 1928 für seine Arbeiten den Nobelpreis. Es konnte auch gezeigt werden, dass die isolierte Substanz aus dem Lebertran mit dem neu entdeckten Vitamin D identisch war. Mit synthetisch hergestelltem Vitamin D wurde Rachitis nun behandelbar. Es war das Wunder-Vitamin der 1930er-Jahre und wurde seitdem auch vielen Lebensmitteln zugesetzt.

Der Anreicherung von Lebensmitteln mit Vitamin D wurde 1945 aber ein jähes Ende gesetzt. Bei der Anreicherung von

Die Geschichte von Vitamin D

Milch kam es zu einem fatalen Fehler. Statt der üblichen Dosis gelangten extrem hohe Mengen Vitamin D in die Milch und es kam teilweise zu tödlichen Überdosierungen bei Kindern. In Extremkonzentrationen führt Vitamin D zu Verkalkungen der inneren Organe, z. B. der Nieren. Aufgrund dieses Unfalls ist es in Deutschland noch heute verboten, Lebensmittel mit Vitamin D anzureichern. Historisch gab es nur eine einzige Ausnahmegenehmigung für Margarine, um sie ihrem Vorbild, der Butter, gleichwertig zu machen. Heute ist auch Fertigmilchnahrung für Säuglinge angereichert. Hinzugekommen ist im Herbst 2008 eine Quarkspeise für Kinder, die die Versorgung von Kindern mit Vitamin D und Kalzium verbessern soll. In vielen anderen Ländern werden Lebensmittel wie Milch, Orangensaft und Frühstückscerealien mit Vitamin D angereichert.

Erst in den späten 1960er- und frühen 1970er-Jahren wurde dann die im Körper aktive Form des Vitamin D – das Steroidhormon Calcitriol – entdeckt. Manche Wissenschaftler streiten noch heute darüber, wo die Substanz nun eigentlich einzuordnen ist. Doch für seine vielfältigen Wirkungen ist dies völlig unerheblich.

Die Geschichte dieser „Sonnensubstanz" hat eigentlich gerade erst begonnen. Es ist seit vielen Jahren bekannt, dass Vitamin D aufgrund seiner maßgeblichen Rolle im Kalzium-Stoffwechsel unerlässlich für die Knochengesundheit ist. Seine Rolle in der Prävention von Volkskrankheiten wie Diabetes, Bluthochdruck, verschiedenen Krebsarten, Infektionen u.v.a.m. sind aber sozusagen Neuzeitgeschichte und wir können gespannt sein auf zukünftige Erkenntnisse. Die neuesten Trends bis dato sind in diesem Buch zusammengefasst.

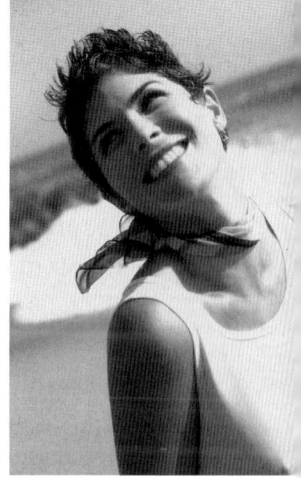

Grundlagen zum Vitamin-D-Stoffwechsel

Zum besseren Verständnis der folgenden Kapitel ist es wichtig, vorab einige Grundlagen zum Stoffwechsel von Vitamin D zu erläutern.

Der Begriff „Vitamin D" wird im allgemeinen Sprachgebrauch häufig als Synonym für verschiedene Vitamin-D-Formen verwendet. Man kann je nach Quelle verschiedene Formen unterscheiden:

- Vitamin D_3 (Cholecalciferol, Calciol) wird aus dem Provitamin D (7-Dehydrocholesterin) erzeugt, das wiederum aus Cholesterin gebildet wird (tierische Quellen). Dies ist auch die im Menschen synthetisierte Form.
- Vitamin D_2 (Ergocalciferol, Calciferol) wird aus dem Provitamin Ergosterin (Phytosterol) gebildet (Pflanzen). Diese Form findet man in pflanzlichen Lebensmitteln und wird manchmal auch in Nahrungsergänzungsmitteln und als Lebensmittelzusatz verwendet.

> Die Menge an Vitamin D wird in µg (Mikrogramm) oder Internationalen Einheiten (IE) angegeben. 1 IE entspricht 0,025 µg Vitamin D und 40 IE entsprechen 1 µg Vitamin D.

Sowohl Vitamin D_3 als auch Vitamin D_2, die sich geringfügig in ihrer chemischen Struktur unterscheiden, sind nach neuesten wissenschaftlichen Erkenntnissen gleich gut wirksam (Holick, M. F. u.a., 2008). Beide Substanzen werden im Körper zum Hormon Calcitriol umgewandelt. Diesen Prozess wollen wir nun etwas genauer unter die Lupe nehmen.

Bildung von Vitamin D in der Haut

Der Mensch kann den Großteil seines Vitamin-D-Bedarfes durch Sonnenbestrahlung der Haut decken. Im Körper wird Cholesterin zu Provitamin D_3 (7-Dehydrocholesterol) umgewandelt. Dies ist in der Haut in ausreichender Menge vorhanden. Wird diese Substanz mit UV-B-Licht bestrahlt, entsteht zunächst Prävitamin D_3. Dieses wird in einer weiteren Umwandlungsreaktion, die einige Stunden dauert, in Vitamin D_3 überführt.

Damit der Körper keine Überdosis Vitamin D_3 erhält, gibt es einen gut kontrollierten Mechanismus. Wird die Konzentration an Vitamin D_3 in der Haut zu hoch und kann es nicht schnell genug ins Blut abgegeben werden, verwandelt es sich durch die Sonnenstrahlung in unwirksame Folgeprodukte. Vitamin D_3 ist also selbst fotolabil.

Ein weiterer und langfristiger Schutz vor einer Vitamin-D-Vergiftung ist durch eine vermehrte Bildung von Melanin (Hautbräunung) in der Haut gewährleistet, welches das UV-B-Licht wirkungsvoll herausfiltert.

Die Konzentration der Vitamin-D_3-Vorstufe (7-Dehydrocholesterolgehalt) sinkt mit dem Alter der Haut. Außerdem nimmt auch die biochemische Kapazität für die Umwandlung in Vitamin D mit einem Faktor von 3 (z. B. ein 70-Jähriger gegenüber einem 20-Jährigen) deutlich ab.

„Vitamin-D"-Begriff	Synonyme
Provitamin D	7-Dehydrocholesterin, Provitamin D_3, Vitamin-D-Vorstufe
Vitamin D / Vitamin D_3	Calciol, Cholecalciferol, „Sonnenvitamin", „anti-rachitisches Vitamin"
Vitamin D_2	Ergocalciferol, Calciferol
25-OH-Vitamin D	Calcidiol, 25-Hydroxycalciferol
1,25-DiOH-Vitamin D	Calcitriol, 1,25-Dihydroxycalciferol, „Vitamin-D-Hormon"

Tab. 1: Vitamin-D-Begriffe (ohne rein chemische Bezeichnungen)

Experimentell konnte gezeigt werden, dass ein hellhäutiger junger Erwachsener an einem sonnigen Mittag auf dem 42. Breitengrad (z. B. Rom) bereits nach 10 bis 12 Minuten eine beginnende Hautrötung zeigt. Ist diese Bestrahlung auf den ganzen Körper gerichtet, gibt die Haut innerhalb der nächsten 24 Stunden eine Menge an das Blut ab, die vergleichbar ist mit 10 000 bis 20 000 IE (250 µg bis 500 µg) Vitamin D_3 aus Nahrungsmitteln. Dies ist ein Vielfaches der Empfehlungen für die tägliche Zufuhr aus Lebensmitteln. Somit ist eine intensive Vitamin-D_3-Bildung schon bei einer relativ kurzen, aber intensiven Sonnenbestrahlung möglich. Ein dunkelhäutiger Mensch benötigt statt der beschriebenen 10–12 Minuten deutlich länger.

Das in der Haut erzeugte Vitamin D_3 wird im Blutstrom an ein Transportmolekül gebunden, das „Vitamin-D-bindende Protein" (DBP), und zur Leber transportiert. In der Leber wird es weiter zu 25-Hydroxy-Vitamin D_3 (Calcidiol) umgesetzt. Wie später noch näher beschrieben wird, ist die Calcidiol-Konzentration der beste Indikator zum Beurteilen des Vitamin-D-Status, da es die längerfristige Vitamin-D_3-Versorgung der letzten drei bis vier Monate widerspiegelt.

Gebunden an das Vitamin-D-bindende Protein wird Calcidiol zu den Nieren transportiert, wo ein Großteil in 1,25-Dihydroxy-Cholecalciferol (Calcitriol) überführt wird. Dieses biologisch hochaktive Stoffwechselprodukt gelangt über die Blutbahn zu den Zielorganen und ist für die meisten physiologischen Wirkungen von Vitamin D verantwortlich.

Calcitriol oder das „Vitamin-D-Hormon" ist der passende Schlüssel, um die Vitamin-D-Rezeptoren (VDR) zu aktivieren. Durch Bindung an diese Andockstellen reguliert es mehr als 50 Gene in verschiedenen Zelltypen. Die Umwandlungsprozesse in Leber und Nieren spielen für den Vitamin-D-Stoffwechsel zwar die Hauptrolle, aber inzwischen ist bekannt, dass alle Syntheseschritte eigenständig in der Haut ablaufen können. Diese kann mit Hilfe von UV-Licht biologisch aktives Calcitriol von Anfang bis Ende komplett herstellen – nach heutigem Wissensstand als einziges Organ.

Vitamin-D-Aufnahme aus der Nahrung

Bis zu 90 Prozent des Vitamin-D-Bedarfs wird durch die körpereigene Synthese mithilfe des Sonnenlichts gedeckt. Nur wenige Nahrungsmittel enthalten Vitamin D in nennenswerten Mengen. Da die Menschen in Mitteleuropa aufgrund der schwachen Sonnenstrahlung in der Winterzeit kaum Vitamin D in der Haut bilden können, sind sie auf die Nahrungsquellen angewiesen. Zwar werden über die Sommerzeit Vitamin-D-Depots in den Fettgeweben angelegt, doch leider reicht das meist nicht aus, um mit einer guten Vitamin-D-Versorgung durch die dunkle Jahreszeit zu kommen.

Als Hauptquellen sind hier Fettfische (z. B. Hering, Thunfisch, Lachs), Lebertran, Innereien, Eigelb sowie einige Milchprodukte

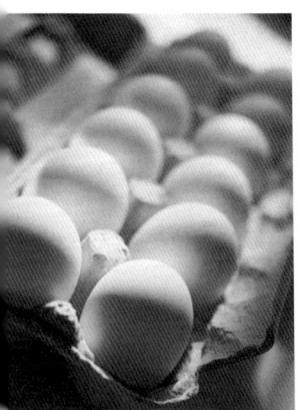

zu nennen. Der Vitamin-D-Gehalt von Milch ändert sich mit der Jahreszeit. Im Sommer kann er die zehnfache Menge betragen. Glücklicherweise ist Vitamin D nicht hitzeempfindlich und kann auch längere Lagerzeiten gut überstehen. Pflanzliche Lebensmittel enthalten in geringen Mengen eine Vitamin-D-Vorstufe, wobei Pilze etwas höhere Mengen enthalten.

In der folgenden Tabelle sind die Gehalte von Vitamin in verschiedenen Lebensmitteln aufgeführt.

Vitamin D_3 (aus tierischen Quellen) und Vitamin D_2 (aus pflanzlichen Quellen) werden im Darm aufgenommen und dann, genauso wie das in der Haut gebildete Vitamin D, im weiteren Verlauf in Leber und Niere zu Calcitriol umgewandelt. Die gleichzeitige Anwesenheit von Fett in der Nahrung fördert die Aufnahme im Darm.

Höhere Vitamin-D-Gehalte finden sich in angereicherten Lebensmitteln und in Nahrungsergänzungsmitteln. Wie schon erwähnt, ist die Anreicherung in Lebensmitteln in Deutschland auf

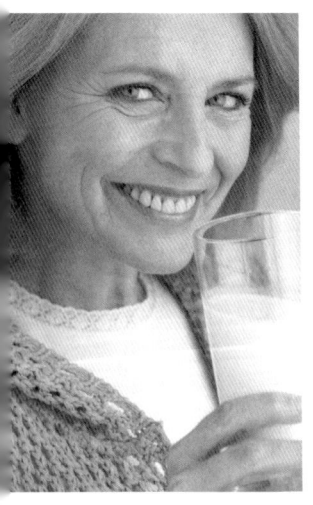

wenige Produkte beschränkt. In anderen Ländern, wie in den USA, wurde die Anreicherung von Lebensmitteln bereits in den 1930er-Jahren eingeführt, um Rachitis zu verhindern. Milch, Brot und auch Orangensaft sind dort mit Vitamin-D-Zusatz im Handel. Hierzulande ebenfalls erlaubt ist der Einsatz von Vitamin D in Nahrungsergänzungsmitteln und man findet es z. B. in Multivitaminpräparaten und Kalziumsupplementen. Die Mengen liegen typischerweise bei 200 bis 400 IE (5–10 µg) Vitamin D pro Tagesdosis.

Tab. 2 (S. 21): Vitamin-D-Gehalt von Lebensmitteln

Vitamin-D-Aufnahme aus der Nahrung

Lebensmittel	Vitamin D$_3$ (µg) (je 100 g verzehrbarer Anteil)	Vitamin D$_3$ (je Portion, Schätzwert)
Fisch		
Hering	26	39
Lachs	16	24
Sardinen	10	15
Räucheraal	13	19,5
Fette		
Margarine	2,5	0,25
Butter	1,2	0,12
Lebertran	330	16
Milchprodukte		
Vollmilch (mind. 3,5 % Fett)	0,09	0,18
Sahne (30 % Fett)	1,1	0,5
Gouda	1,25	0,1
Schmelzkäse (70 % Fett i. Tr.)	3,1	0,3
Emmentaler	1,1	0,1
Gorgonzola	1	0,1
Edamer (40 % Fett i. Tr.)	0,29	0,03
Speisequark (40 % Fett i. Tr.)	0,19	0,19
Joghurt (mind. 3,5 % Fett)	0,06	0,12
Fleischprodukte		
Rinderleber	1,7	2,6
Kalbsleber	0,3	0,45
Eier		
Vollei	2,9	1,5
Pilze (Vitamin D$_2$)		
Steinpilze	3,1	1,5
Pfifferlinge	2,1	1,0
Champignons	1,9	0,9

Wie viel Vitamin D wird empfohlen?

Wie auch für jedes andere Vitamin haben Wissenschaftler Referenzwerte für die tägliche Vitamin-D-Aufnahme vorgeschlagen. Im deutschsprachigen Raum (Referenzwerte der Deutschen, Österreichischen und Schweizer Gesellschaften für Ernährung) werden derzeit 200 IE (5 µg) für Kinder und Erwachsene und 400 IE (10 µg) für Personen über 65 Jahre empfohlen. In Deutschland werden den meisten Säuglingen im ersten Lebensjahr täglich 500 IE Vitamin D_3 (12,5 µg) zur Rachitisprophylaxe als Tablette oder Öl zum Träufeln verabreicht.

Die offizielle und aktuelle Empfehlung mit 200 IE wird von Experten als sehr niedrig eingestuft und ist hauptsächlich auf die Verhinderung von Rachitis bei Kindern ausgerichtet. Es soll also einen Vitamin-D-Mangel verhindern. Gesundheitliche Vorteile, die sich nach neuesten Studienergebnissen durch eine höhere Einnahmemenge ergeben könnten, werden hierbei kaum berücksichtigt. Viele Fachleute sind der Meinung, dass die Referenzwerte deutlich zu niedrig sind, um einen optimalen Status zu gewährleisten.

In anderen europäischen Ländern gelten deshalb auch teilweise höhere Referenzwerte speziell für Kinder und Jugendliche. Für die Altersgruppe von 4 bis 10 Jahren werden beispielsweise je nach Land bis zu 400 IE und für die Altersgruppe der 11- bis 17-Jährigen 600 IE empfohlen.

Erst im Jahr 2008 hat auch die Amerikanische Vereinigung der Kinderärzte (*American Academy of Pediatry*, *AAP*) befürwortet, dass Kinder und Jugendliche doppelt so viel Vitamin D bekommen sollen als bisher. Im Falle der USA werden also statt der bisherigen 200 IE nun 400 IE pro Tag propagiert. Der Grund dafür sind die eindeutigen Studienergebnisse der letzten Jahre, die zeigen, dass das „Sonnenschein-Vitamin" nicht nur vorbeugend bei z. B. Rachitis in der Kindheit wirkt, sondern auch positive Folgen für den Rest des Erwachsenenlebens hat. Insbesondere die präventive Wirkung von Vitamin D für Immunerkrankungen wie Diabetes wurde von den Kinderärzten herausgestellt.

Auch die Osteoporose-Gesellschaft in Kanada ist der Meinung, dass Erwachsene zumindest 20 µg/d (800 IE) Vitamin D zur Prophylaxe einnehmen sollten. Die offizielle Gesundheitsbehörde in Kanada hat ihre Empfehlungen bereits auf 10 µg (400 IE) Vitamin D für alle Menschen ab einem Alter von 2 Jahren nach oben angepasst. Diese Empfehlungen sind auch für Mitteleuropa relevant, wenn man bedenkt, dass Montreal auf dem gleichen Breitengrad liegt wie Mailand.

In den USA und Kanada ist das Institut für Medizin (*IOM*) für die wissenschaftliche Beurteilung von Referenzwerten für Nährstoffe zuständig. Die letzte Begutachtung von Vitamin D fand im Jahre 1997 statt. Nun ist das Gremium der Meinung, dass die Empfehlungen neu betrachtet werden müssen, da es mittlerweile viele neue Erkenntnisse über Vitamin D gibt (Yetley, E. A. u.a., 2009).

Auch in Deutschland werden derzeit die Leitlinien überprüft. Auf eine baldige Anpassung ist zu hoffen.

Vitamin-D-Mangel – ein weltweites Problem

Vitaminmangel ist ein Thema für Schwellenländer. Das zumindest glauben immer noch viele Menschen und teilweise sogar Experten in den Industrienationen. Tatsache ist jedoch, dass auch große Teile der deutschen Bevölkerung unter Vitaminmangel leiden können (Hintzpeter, B. u.a., 2008a). Gerade in den letzten Jahren sind die „Vitamine" in der Presse mit widersprüchlichen Schlagzeilen behandelt worden. Die Nachrichten gehen von „wir brauchen mehr Vitamine" über „Vitamine helfen nichts" bis zu sogar „Vitamine sind schädlich". Tatsache ist, dass das Thema eine derart hohe Komplexität erreicht hat, dass selbst Experten manchmal ins Schleudern kommen. Wie soll sich da der Laie noch die richtige Information herauspicken? Deshalb wollen wir in diesem Buch die Daten und Belege in verständlicher Form Schritt für Schritt analysieren. Insbesondere für Vitamin D ist dies eine lohnende Angelegenheit.

Der Vitaminmangel kommt schleichend

Ein Vitaminmangel tritt normalerweise nicht plötzlich auf, sondern schleicht sich über einen längeren Zeitraum ein. In der Vorstufe gehen zunächst die Reserven an dem(n) betroffenen Vitamin(en) zur Neige. Bei einigen wasserlöslichen Vitaminen kann dies schon nach wenigen Tagen bis Wochen der Fall sein. Fettlösliche Vitamine, wie auch das Vitamin D, können für längere Zeit im Körper gespeichert werden – wenn die Reserven entsprechend aufgefüllt sind. Bis vor kurzer Zeit war man der Meinung, dass das in der Sommerzeit in der Haut gebildete Vitamin D eine ausreichende Langzeitreserve für die dunkleren Monate von Oktober bis März sei. Leider ist dies aus mehreren Gründen selten der Fall, nicht einmal in Gebieten auf sonnigeren Breitengraden als Mitteleuropa.

Eine sogenannte „marginale Vitamindefizienz" (latenter, subklinischer oder unterschwelliger Vitaminmangel) entwickelt sich bei einer chronischen Vitaminunterversorgung. In diesen Fällen werden die Nährstoffe zwar noch zugeführt, doch reichen die Mengen nicht aus, um eine optimale Zellfunktion zu gewährleisten. Der Mangel ist noch nicht so drastisch, dass die klassischen Vitamin-Mangelsymptome auftreten würden. Daher hat auch der Arzt meistens Schwierigkeiten eine klare Diagnose zu stellen oder in vielen Fällen fühlt sich der Betroffene noch nicht krank genug, um den Arzt überhaupt zu konsultieren. Trotzdem führt ein chronischer, marginaler Mangel bereits zu unspezifischen Störungen der Befindlichkeit und Leistungsfähigkeit. Auf lange Sicht kann dies weitere negative, teilweise sogar irreversible gesundheitliche Folgen haben.

Einmal erkannt, kann in den meisten Fällen durch eine Umstellung auf eine gesündere Ernährung und durch Einnahme von Nahrungsergänzungsmitteln Abhilfe geschafft werden. Wird der Mangel nicht ausgeglichen und verschlimmert sich, kommt es zu den charakteristischen und klinisch eindeutigen Mangelsymptomen. Im Falle von Vitamin D ist es bei Kindern Rachitis und bei Erwachsenen Osteomalazie (eine schmerzhafte Knochenerweichung). Bei diesen Symptomen ist die Diagnose einfacher. Auf lange Sicht eigentlich kritischer, weil unerkannt, ist der unterschwellige Mangel an Vitaminen mit seinen chronischen Folgen. Bei Vitamin D ist die Gesundheit davon ganz besonders betroffen, wie Sie im Laufe der nächsten Kapitel sehen werden.

Wie kann man den Vitamin-D-Status bestimmen?

Die Speicherform des Vitamin D im Körper ist das Calcidiol (25-Hydroxyvitamin D). Dieser Parameter ist auch geeignet, um den Vitamin-D-Status im Blut zu ermitteln. Die Messung der aktiven Vitamin-D-Hormonform (Calcitriol) liefert keine Informationen darüber, da sein Wert auch im Mangelzustand normal und manchmal sogar leicht erhöht ist. Die meisten medizinischen Labors bieten die Messung von Calcidiol heute an. Fragen Sie doch mal Ihren Arzt!

In den USA gibt es mittlerweile schon Testkits für den Einsatz zu Hause. Man muss nur einen Tropfen Blut auf ein spezielles Papier aufbringen, trocknen lassen und an ein Labor schicken. Ein paar Tage später erhält man das Resultat. Doch was ist nun der optimale Versorgungswert?

Wie so oft in der Wissenschaft wurde lange Zeit darüber debattiert, was denn nun ein optimaler Vitamin-D-Status in konkreten Zahlen bedeutet. In den klassischen Lehrbüchern zur Ernährungsmedizin wird beschrieben, dass bei Werten von unter 20 nmol/L (8 ng/L) Calcidiol eine ernsthafte Mangelsituation vorliegt.

Umrechnung nmol/L zu ng/L (Faktor = 2,5)
2,5 nmol/L Calcidiol = 1,0 ng/L Calcidiol
1,0 nmol/L Calcidiol = 0,4 ng/L Calcidiol

Als grenzwertig wird der Bereich zwischen 20 und 40 nmol/L (8–16 ng/L) angegeben und Werte über 40 nmol/L (16 ng/L) sollen eine ausreichende Versorgung widerspiegeln. Man muss hierbei aber kritisch beachten, dass diese Festlegungen durch Stichproben von Populationen gemacht wurden, die zu einem hohen Anteil wahrscheinlich eine Unterversorgung mit Vitamin D aufwiesen. In den meisten Fällen wird der Laborarzt sich noch auf diese mittlerweile überholten Werte beziehen. Zunehmend setzt sich auch die Erkenntnis durch, dass die klassische, an der Vermeidung von Mangelerscheinungen orientierte Sichtweise zur Vitamin-D-Versorgung nicht den aktuellen Stand der Wissenschaft widerspiegelt. Die möglicherweise präventiven Wirkungen des Vitamins werden mit den niedrigen Referenzwerten wahrscheinlich nicht genutzt.

In den letzten Jahren hat sich die Sichtweise daher deutlich geändert, da viele Experten aufgrund der weltweiten Mangelsituation und der durch Studien belegten positiven Wirkungen von Vitamin D eine Anpassung nach oben fordern. Renommierte Wissenschaftler haben kürzlich die Daten einer Vielzahl von Vitamin-D-Studien evaluiert und folgenden Vorschlag erarbeitet (Bischoff-Ferrari, H. A., 2008):

- Eine Konzentration von 75 nmol/L (30 ng/L) Calcidiol wird als untere Grenze der Vitamin-D-Versorgung angesehen.
- Als optimal wird der Bereich zwischen 90 und 100 nmol/L (36–40 ng/L) Calcidiol angesehen.

Die Autoren (Bischoff-Ferrari, H. A., 2008) weisen darauf hin, dass solche Blutwerte in den meisten Fällen mit den aktuellen Einnahmeempfehlungen von 200 IE (5 µg) für Kinder und Erwachsene sowie 400 IE (10 µg) für Senioren kaum erreicht werden können. Sie empfehlen eine Anpassung der Referenzwerte auf 1000 IE (40 µg) Vitamin D für alle Erwachsenen. Diese

Menge sei notwendig, um mindestens 50 Prozent der erwachsenen Bevölkerung auf eine ausreichende Blutkonzentration von 75 nmol/L (30 ng/L) Calcidiol zu bringen.

Eine Studie aus dem Jahr 2009 belegt, dass die bisher empfohlene Dosis von 400 IE pro Tag nicht ausreicht, um die Calcidiol-Spiegel auf das gewünschte Niveau anzuheben. Erst ab einer Aufnahme von mindestens 800 IE Vitamin D pro Tag in der Winterzeit konnten 80 Prozent der jungen Frauen den unteren Grenzwert von 75 nmol/L Calcidiol überschreiten (Nelson, M. L. u.a., 2009).

Andere Wissenschaftler setzen die Latte für den unteren Grenzwert mit 125 nmol/L (50 ng/ml) Calcidiol noch höher an. Man fand heraus, dass der Körper nur ab diesem Wert beginnt, Vitamin D im Fett- und Muskelgewebe zu speichern. Zwar setzt die Speicherung bei den meisten Menschen bereits ab 100 nmol/L (40 ng/L) ein, doch ab 125 nmol/L (50 ng/ml) ist es sicher, dass alle ausreichend versorgt sind.

Liegt der Spiegel unter dem Grenzwert, wird das Vitamin D so schnell verbraucht, wie es hergestellt wird – man fährt sozusagen ständig auf Reserve. Daher empfehlen die Autoren über das Jahr verteilt einen Blutwert von 125–200 nmol/L (50–80 ng/L) aufrechtzuerhalten (Hollis, B.W. u.a., 2007). Dies sind übrigens Bereiche, die man auch bei „Sonnenberufen" wie Landwirten und Bademeistern findet.

In der Tabelle auf S. 29 sind als Anhaltspunkte verschiedene Laborwerte für Calcidiol und deren mögliche Interpretation zusammengefasst.

In diesem Zusammenhang sei erwähnt, dass es zahlreiche Hinweise auf eine breite Sicherheitszone für Vitamin D gibt. Erst Blutwerte ab 375 nmol/L (150 ng/L) Calcidiol wurden mit einer Vitamin-D-Intoxikation (Vergiftung) in Verbindung gebracht. Dies ist deutlich höher als die empfohlenen Werte. Wie

Beurteilung	Calcidiol (nmol/L)	Calcidiol (ng/L)
Schwerer Mangel	< 25	< 10
Mangel	25–50	10–20
Nicht ausreichend versorgt	50–75	20–30
Normaler Status	> 75	> 30
Optimaler Status	100–175	40–70
Überdosis	> 250	> 100
Vergiftungsdosis	> 375	> 150

Tab. 3: Was bedeuten die gemessenen Calcidiol-Werte (25-OH-Vitamin D)?

schon beschrieben wurde, ist weder durch Sonnenbaden noch durch Lebensmittel eine Überdosierung möglich. Nur durch falsche Einnahme von Nahrungsergänzungsmitteln oder Arzneimitteln können theoretisch sehr hohe Mengen aufgenommen werden. Wie die Geschichte bisher zeigt, ist dies aber praktisch nicht von Bedeutung. Trotzdem kann eine zweimalige Kontrollmessung pro Jahr empfohlen werden, wenn Vitamin D in höher dosierter Form eingenommen wird. Mehr zum Thema Sicherheit im Kapitel *Vitamin D ist sicher*.

Weltweiter Vitamin-D-Mangel?

Vitamin D wird nur zu einem geringen Anteil mit der Nahrung aufgenommen wird. Der Hauptanteil (80–90 Prozent) dieser Substanz wird hauptsächlich in der Haut durch den Einfluss des Sonnenlichtes produziert. Die Folge ist, dass es gerade in der dunklen Jahreszeit nahezu unmöglich ist, sich ausreichend mit dem „Sonnenvitamin" zu versorgen.

So ist es auch kein Wunder, dass sich seit Jahren die Studien mit Hinweisen auf einen weltweiten Mangel an Vitamin D häufen. Einige Autoren sprechen mittlerweile schon von einer globalen Pandemie, also eine länder- und kontinentübergreifende Ausbreitung des Vitamin-D-Mangels mit schwer wiegenden Folgen für die Volksgesundheit (Holick, M. F., 2005a). Man schätzt, dass weltweit eine Milliarde Menschen an Vitamin-D-Mangel leiden, die dadurch ein erheblich höheres Risiko eingehen, an Knochenbrüchen, Krebserkrankungen und vielen chronischen, insbesondere Autoimmunerkrankungen zu leiden.

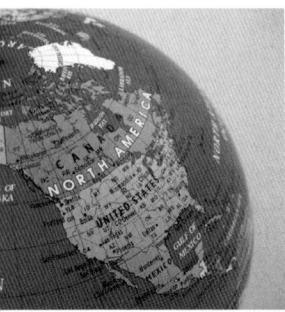

Bis vor kurzer Zeit lagen konkrete Daten nur aus Nordamerika vor. In mehreren Studien wurde festgestellt, dass 40–100 Prozent der Senioren einen Vitamin-D-Mangel haben. Ebenso hatten Frauen, die nach der Menopause wegen Osteoporose behandelt wurden, zu niedrige Calcidiol-Werte (< 30 ng/L). Auch bei Kindern und Jugendlichen wurde ein Vitamin-D-Mangel nachgewiesen. Mehr als 50 Prozent der hispanischen und dunkelhäutigen Jugendlichen in Boston (USA) und mehr als 48 Prozent der weißen Grundschulkinder in Maine (USA) hatten weniger als 20 ng/L Calcidiol im Blut. Die gleichen Werte zeigten sich nach der Winterzeit für 42 Prozent der 15- bis 49-jährigen dunkelhäutigen, weiblichen Bevölkerung in den USA. Sogar 32 Prozent gesunder Studenten und Ärzte aus der Region Boston hatten einen Vitamin-D-Mangel, obwohl sie täglich Milch (in den USA angereichert mit Vitamin D), eine Multivitamintablette und einmal pro Woche Lachs zu sich nahmen (Holick, M. F., 2008).

Diese Daten zeigen die Problematik eindrucksvoll auf. Doch Nordamerika ist „weit weg", obwohl wir uns in Deutschland teilweise die gleichen Breitengrade und somit eine ähnliche Sonnendosis teilen. Der Tenor war bislang, dass es einen Vitamin-D-Mangel in Deutschland nicht gäbe, außer bei wenigen Risikogruppen wie Senioren. Die Problematik wurde verdrängt.

Doch die Situation ist leider auch hier viel kritischer, als zuvor angenommen wurde.

Eine aktuelle Studie des Robert-Koch-Instituts bestätigt, dass auch in Deutschland ein alarmierender Mangel an Vitamin D herrscht (Hintzpeter, B. u.a., 2008a); mehr als die Hälfte der deutschen Bevölkerung leidet darunter. Bei 57 Prozent der untersuchten Männer und bei 58 Prozent der Frauen ist der Vitamin-D-Spiegel im Blut unterhalb des kritischen Grenzwertes. Menschen mit chronischen Krankheiten wie Diabetes, Bluthochdruck und Herz-Kreislauf-Erkrankungen sind besonders betroffen. Bei den über 65-jährigen Frauen waren sogar 75 Prozent unterversorgt. Vitamin-D-Mangel ist insbesondere bei älteren Menschen bereits in einer Vielzahl von anderen Studien nachgewiesen worden.

Ähnlich ist die Situation bei 6- bis 11-jährigen Kindern: Die KIGGS-Studie des Robert-Koch-Institutes hat gezeigt, dass die durchschnittliche Aufnahme für Kinder in Deutschland bei nur 1,5 µg Vitamin D pro Tag lag (Hintzpeter, B. u.a., 2008b). Die Deutsche Gesellschaft für Ernährung (DGE) empfiehlt aber mindestens 5 µg am Tag. Dieses 70-prozentige Defizit ist aufgrund des Größenwachstums der Kinder besonders kritisch, da Vitamin D für die gesunde Knochenentwicklung essenziell ist. Die Folgen für die weitere Entwicklung und andere Gesundheitsbereiche sind noch gar nicht abzusehen.

Der Zustand ist auch bei Jugendlichen nicht besser. In einer Untersuchung an Schülern eines Olympia-Stützpunktes und eines Gymnasiums in Potsdam konnte gezeigt werden, dass es sowohl bei jugendlichen Leistungssportlern als auch bei Jugendlichen mit geringer körperlicher Aktivität zu Mangelsituationen kommen kann. Die Ergebnisse zeigen, dass insbesondere Vitamin D und Folsäure sowie die Mineralstoffe Jod, Eisen und teilweise Kalzium unzureichend zugeführt werden (Bittmann, F.

u.a., 2007). Eine Situation, die Anlass dazu geben sollte, entsprechende Maßnahmen zu einer Optimierung der Ernährungssituation in Deutschland einzuleiten.

Dies wird auch durch eine Europa übergreifende Untersuchung, die dreijährige „HELENA-Studie" untermauert (Healthy Lifestyle in Europe by Nutrition in Adolescence). Etwa 50 Prozent der europäischen Jugendlichen haben keine optimale Vitamin-D-Versorgung, wenn man sich auf die Referenzwerte von Erwachsenen bezieht.

Auch während der Schwangerschaft kann ein Vitamin-D-Mangel entstehen und Folgen für Mutter und Kind haben. Eine Studie in den USA zeigte, dass bei 80 Prozent der schwangeren Afroamerikanerinnen und bei 50 Prozent der weißen US-amerikanischen Schwangeren ein Mangel bestand (Bodnar, L. M. u.a., 2007). Dies ist insbesondere bemerkenswert, weil neun von zehn der insgesamt 400 Frauen sogar eine Vitaminergänzung eingenommen haben. Offenbar war die enthaltene Dosis an Vitamin D nicht ausreichend (Bodnar, L. M. u.a., 2007).

Was sind die Konsequenzen eines Vitamin-D-Mangels?

Die Folgen des Vitamin-D-Mangels für die Betroffenen sind nicht unmittelbar zu spüren. Dies ist auch die schleichende Gefahr, die darin verborgen ist. Seit vielen Jahren ist bekannt, dass der Knochenstoffwechsel für Jung und Alt erheblich aus dem Gleichgewicht kommt, wenn es an Vitamin D fehlt. Bei Kindern tritt dann Rachitis auf und bei Erwachsenen kommt es zur Osteomalazie sowie einem erhöhten Risiko für Osteoporose, Stürze und Knochenbrüche. Doch die Konsequenzen gehen weit über die Knochen hinaus. Die Wissenschaft konnte in den letzten Jahren belegen, dass ein Vitamin-D-Mangel mit erhöhten Risiken für Herzkrankheiten, Bluthochdruck, Diabetes, multipler Sklerose, Rheuma, verschiedenen Krebsarten u.v.a.m einhergeht. Deshalb lohnt es sich, auch seinen Vitamin-D-Status zu kennen und bei einem Mangel entsprechende Maßnahmen einzuleiten. Experten empfehlen, dass die Messung von Calcidiol (25-Hydroxyvitamin D) ein Teil der jährlichen Check-up-Untersuchung werden sollte. Fragen Sie Ihren Arzt!

Was sind die Ursachen für den weltweiten Vitamin-D-Mangel?

Es gibt eine Vielzahl von Erkrankungen, die für einen Vitamin-Mangel verantwortlich sein können. Doch diese sind sicher nicht die Hauptursache und können kaum die weltweite Pandemie erklären. Das Problem hat seine Wurzeln vielmehr im Bereich „Sonne" und „Nahrung".

Der Mangel an Sonnenlicht ist das Kernproblem
Vitamin D ist ein „alter Bekannter". Schon vor mehr als 500 Millionen Jahren haben bereits Phytoplankton und Zooplankton das Sonnenvitamin produziert. Als der Homo sapiens im sonnigen Afrika lebte, trug er kein Fell mehr und war mit großer Wahrscheinlichkeit dunkelhäutig. Er war so vor der starken Sonneneinstrahlung geschützt, was für seinen Temperaturhaushalt wichtig war. Gleichzeitig waren die Folsäurereserven (ein lichtempfindliches Vitamin) gesichert und eine ausreichende Vitamin-D-Synthese in der Haut war aufgrund der intensiven UV-B-Strahlung trotzdem möglich. Als der Mensch sich dann aber auf seine Reise nach Norden begab, nahm die Intensität der Sonnenstrahlung deutlich ab und die dunkle Pigmentierung der

Haut war ein Nachteil. Die Haut wurde immer heller, je weiter man nach Norden ging. Die Färbung der Haut ist letztendlich also ein Balanceakt zwischen der Bildung des Vitamin D und dem Schutz vor Abbau der Folsäure. Hinzugekommen zur Anpassung der Hautfarbe sind neue Ernährungsgewohnheiten (Fisch). Die Menschen am Nordpol konnten sich dort nur ansiedeln, weil sie ihren Vitamin-D-Bedarf durch ihre extrem fischreiche Ernährung decken.

Wie die Evolution immer wieder gezeigt hat, ist der Mensch ein Meister der Anpassung. Leider spielt uns nun die moderne Zivilisation einen Streich: Unsere Lebensgewohnheiten haben sich drastisch geändert, weil wir die Natur aktiv beeinflussen. Wir leben zumindest in den kalten Monaten hauptsächlich in geschlossenen Räumen bei künstlichem Licht. Dazu kommt in den Großstädten eine Dunstglocke, welche die ohnehin schwachen Sonnenstrahlen kaum durchlässt. Dies war zu Beginn der Industrialisierung natürlich noch viel dramatischer.

Heute gehen viele Menschen nur noch mit Sonnencreme oder geschützt durch Kleidung unter den freien Himmel. Die für die Vitamin-D-Synthese in der Haut wichtige UV-B-Strahlung wird so herausgefiltert. Doch wie sieht es nun mit dem Vitamin D und der Sonne im Detail aus?

Der Einfallswinkel der Sonnenstrahlen ist entscheidend

Steht die Sonne im Winter tief, so werden die UV-B-Strahlen verstärkt durch die Ozonschicht absorbiert. Sie kommen erst gar nicht auf der Erdoberfläche an. Daher ist zu dieser Jahreszeit in unseren Breitengraden keine körpereigene Vitamin-D-Produktion möglich. Aber auch im Sommer ist der Einfallswinkel der Sonne von Bedeutung. Am Morgen und Abend steht die Sonne zu tief, um die Vitamin-D-Herstellung anzutreiben. Nur in der Zeit von etwa 10 bis 15 Uhr ist das UV-B-Licht intensiv genug, die Zellen in der Haut zur Vitamin-D-Synthese zu motivieren. Die Höhe des Sonnenstandes ist also der entscheidende Faktor, damit es mit dem Supervitamin auch funktioniert. Man kann so recht leicht getäuscht werden: Die Lichtverhältnisse erscheinen einem gut und trotzdem wird kaum Vitamin D in der Haut gebildet, weil der Einstrahlwinkel nicht stimmt.

Natürlich spielen auch weitere Faktoren wie die Bewölkung, der aktuelle Ozonwert, die Höhe über dem Meeresspiegel usw. eine Rolle. Generell gilt, dass während der Wintermonate oberhalb des 42° Breitengrades (z. B. Rom, Barcelona) auch während der Mittagszeit kein Vitamin mehr in der Haut gebildet wird. Ab dem 52° Breitengrad (z. B. Berlin) wird die Situation noch kritischer: Hier soll praktisch über 6 Monate (Oktober bis März) die Vitamin-D-Synthese stark eingeschränkt sein. Da hilft nur eine Reise in den Süden, denn unterhalb des 37° Breitengrades (z. B. Sizilien, Südspanien) kann das ganze Jahr über Vitamin D produziert werden.

Da Deutschland zwischen dem 47° und 55° Breitengrad liegt, ist vielerorts von Oktober bis März keine Vitamin-D-Produktion möglich. Nimmt man an, dass eine Person mit vollen Vitamin-D-Speichern in die kalte Jahreszeit geht, so reichen die Vorräte schätzungsweise bis Weihnachten. Bis zum April muss man also von einer Vitamin-D-Unterversorgung in großen Teilen der Bevölkerung ausgehen.

Eine intensive Hautpigmentierung bedeutet weniger Vitamin D

Je dunkler die Haut ist, umso mehr Melanin ist vorhanden. Dies ist ein natürliches „Sonnenschutzmittel", das der Körper produziert. Dunkle Hauttypen oder auch Menschen mit sonnengebräunter Haut benötigen deshalb eine längere Zeit in der Sonne, um die gleiche Menge an Vitamin D wie einen hellerhäutiger

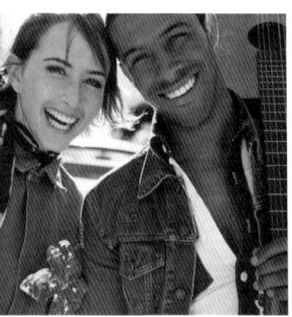

Mensch zu produzieren. Als Faustregel gilt in etwa: Dunkelhäutige Menschen müssen sich etwa 5-mal, Menschen mit schwarzer Haut bis zu 10-mal länger der Sonne aussetzen.

Im Alter lässt die Vitamin-D-Synthese nach

Die Fähigkeit der Haut, durch UV-B-Licht Vitamin D herzustellen, lässt mit dem Alter nach. Ursache dafür ist der geringere Gehalt an der Vitamin-D-Vorstufe 7-Dehydrocholesterolgehalt. Eine 70-jährige Person produziert in der gleichen Zeitdauer nur noch 25 Prozent so viel Vitamin D wie eine 20-jährige Person. Erschwerend kommt hinzu, dass sich Senioren auch weniger dem Sonnenlicht aussetzen. Nicht umsonst gehören sie also zu den Spitzenreitern in punkto Vitamin-D-Mangel.

Kein Vitamin-D-Mangel im Sommer?

Im Frühjahr und Sommer füllen die meisten Menschen ihre Vitamin-D-Speicher wieder auf. So zunächst die Theorie. Die Sonne strahlt nun mit einer ausreichenden Intensität, um die Vitamin-D-Produktion wieder anzukurbeln. Hat die Haut eine ausreichende Menge an UV-B-Strahlen für die Vitamin-D-Herstellung aufgenommen, wird der Umwandlungsprozess gestoppt. Nach etwa 20 Minuten erreicht die Vitamin-D-Produktion ihr Maximum und kann nicht weiter gesteigert werden. Eine Überproduktion wird so vermieden. An dieser Stelle beginnt das Dilemma, das bei Laien Unverständnis und bei Experten heftige Diskussionen verursacht.

So raten die Dermatologen seit vielen Jahren, die Haut vor der Sonne zu schützen, um Hautkrebs vorzubeugen. Durch den Einsatz von Sonnenschutzmitteln wird aber gleichzeitig die körpereigene Vitamin-D-Bildung vermindert. Ein Sonnenschutzfaktor

(SPF) von 8 reduziert die Vitamin-D-Bildung bereits um 95 Prozent, ein SPF von 15 gar um 98 Prozent. Vitamin-D-Experten sind nun der Meinung, dass der Sonnenschutz übertrieben ist. So schütze es zwar vor frühzeitiger Hautalterung und Hautkrebs, doch gleichzeitig steigt das Risiko für andere gefährlichere Krankheiten an. Sie empfehlen daher, sich im Sommer für eine limitierte Zeit der Sonne auch ohne Sonnencreme auszusetzen. So kann eine ausreichende Vitamin-D-Versorgung erreicht werden. Dreimal pro Woche für jeweils 15 Minuten während der Mittagssonne ist die goldene Regel, soweit es der Hauttyp zulässt. Menschen mit heller Haut sollten die Zeit lieber etwas verkürzen, während dunkle Typen doppelt so lange sonnenbaden können. Die Kleidung sollte eine Bestrahlung von etwa 50 Prozent des Körpers ermöglichen (also kurze Hosen, Badekleidung). Nach dieser Zeit empfiehlt es sich, eine gute Sonnencreme zum Schutze der Haut aufzutragen. Das ist auch ratsam, denn das ist nachweislich die beste Prävention gegen Hautkrebs.

An dieser Stelle muss noch auf einen wichtigen Unterschied zwischen den Sonnenschutzmitteln hingewiesen werden. Der Sonnenschutz kann auf zwei verschiedenen Prinzipien beruhen. Verwendet man eine Sonnencreme mit einem synthetischen UV-Filter, entfaltet sich die Wirkung erst nach 20 bis 30 Minuten. Diese Zeit wird benötigt, da der Schutz erst nach einer chemischen Reaktion auf und mit der Haut entsteht. Im Gegensatz dazu gibt es auch Sonnenschutzmittel auf der Basis von Mineralstoffen (Titan- oder Zinkoxid). Diese Pigmente bilden eine Art Film auf der Haut und reflektieren einen großen Anteil der Sonnenstrahlen. Ihre Wirkung tritt – im Gegensatz zu den oben erwähnten chemischen UV-Filtern – bereits unmittelbar nach dem Auftragen auf die Haut ein. Für Ihr Vitamin-D-Bad in der Sonne hat dieser Unterschied wichtige Folgen: Wenn Sie

Ihren Vitamin-D-Status mit z. B. einem 15-minütigen Bad in der Mittagssonne verbessern möchten, sollten Sie danach z. B. eine mineralstoffhaltige Sonnencreme auftragen, um einen direkten Schutz zu erreichen. Haben Sie nur ein Sonnenschutzmittel mit chemischen UV-Filtern zur Hand, sollten Sie die Sonne nach dem Auftragen der Creme für 20 bis 30 Minuten meiden, da der Schutz erst dann eintritt.

Eine Vielzahl von anderen Lifestyle-Faktoren hat Einfluss auf den Vitamin-D-Status

Eine Büroangestellte hat gegenüber einem Freiluftarbeiter (z. B. Gärtner oder Bademeister) kaum Gelegenheit, die Mittagssonne ausreichend zu nutzen. Das Schattendasein in Büro und Haus ist somit ein Garant für einen Vitamin-D-Mangel. Da kommt es dann darauf an, dass die Sonne am Wochenende ausreichend genutzt wird – wenn sie denn mal scheint ...

Auch ist es in manchen Kulturkreisen üblich, den Körper komplett zu verdecken, sodass kein Sonnenstrahl die Haut erreichen kann.

Auch verschiedene Krankheiten können die Ursache eines Vitamin-D-Mangels sein

Es gibt eine Vielzahl von Krankheiten, die einen Vitamin-D-Mangel zur Folge haben können. Es kann sein, dass es zu einer verminderten Vitamin-D-Bildung in der Haut kommt, dass die Aufnahme aus der Nahrung im Darm gestört oder vermindert ist, und es gibt sogar Erbkrankheiten, die den Vitamin-D-Status negativ beeinflussen. Auch durch einen Missbrauch von Abführmitteln kommt es zu entsprechenden Mangelerscheinungen.

auch verschiedene Krankheiten können die Ursache eines Vitamin-D-Mangels sein ⓥ VAK *vital*

Es ist wichtig zu wissen, welche Krankheitsbilder mit einem Vitamin-D-Mangel zusammenhängen. Falls Sie an einer dieser Krankheiten leiden, können Sie Ihren Arzt darauf ansprechen. In der folgenden Tabelle sind die Hauptursachen für einen Mangel aufgeführt.

Ursache	Effekt
Reduzierte Vitamin-D-Verfügbarkeit	
Verminderte Aufnahme von Fett durch Zystische Fibrose (Mukoviszidose), Zöliakie, Morbus Whipple, Morbus Crohn, Medikamente zur Verminderung der Cholesterinabsorption	Der Körper kann weniger Vitamin D im Darm aufnehmen.
Fettleibigkeit	Die Verfügbarkeit von Vitamin D ist vermindert.
Erhöhter Abbau von Stoffwechselprodukten durch Antikonvulsiva (Antiepileptika gegen epileptische Krampfanfälle), Cortisonpräparate, spezielle AIDS-Medikamente	Calcidiol und Calcitriol werden vermehrt abgebaut in eine inaktive Form.
Verminderte Synthese von Calcidiol oder Calcitriol	
Verminderte Leberfunktion: leichte bis mittlere Form	Vitamin D wird schlechter aufgenommen, aber Calcidiol kann noch – wenn auch vermindert – in der Leber produziert werden.
Verminderte Leberfunktion: schwere Form	Calcidiol wird nicht mehr gebildet
Nephrotisches Syndrom (Niere)	Calcidiol wird verstärkt im Urin ausgeschieden und nicht mehr an den Vitamin-D-Rezeptor gebunden.
Andere chronische Nierenkrankheiten	Calcitriol-Bildung wird vermindert

Ursache	Effekt
Erbkrankheiten (nicht alle erwähnt)	
Pseudo-Vitaminmangel-Rachitis (genetischer Defekt)	Calcitriol-Bildung wird vermindert
Vitamin-D-resistente Rachitis (genetischer Defekt durch eine Mutation des Vitamin-D-Rezeptor-Gens)	Calcitriol-Spiegel im Blut ist erhöht, kann seine erwartete Wirkung jedoch nicht entfalten
Erworbene Krankheiten	
Tumorbedingte Osteomalazie	Calcitriol-Bildung in der Niere wird vermindert
Überfunktion der Nebenschilddrüsen	Calcidiol wird vermehrt zu Calcitriol umgebaut.
Schilddrüsenüberfunktion	Calcidiol wird vermehrt abgebaut und steht nicht für seine Aufgaben zur Verfügung.
Sarkoidose, Tuberkulose	Calcidiol wird vermehrt zu Calcitriol umgebaut.

Tabelle 4: Vitamin-D-Mangel durch Krankheiten (nach: Holick, 2008)

Warum ist es so schwierig, genügend Vitamin D mit der Nahrung aufzunehmen?

Die arktischen Völker im nördlichen Polargebiet beziehen ihre lebenswichtige Vitamin-D-Dosis praktisch ausschließlich aus der Nahrung. Traditionell besteht ihre Hauptmahlzeit aus fettreichem Fisch, der einen hohen Gehalt an Vitamin D aufweist. In Deutschland sieht der Speiseplan völlig anders aus und wenn man sich die Tabelle 2 (vgl. S. 21) mit den Vitamin-D-Gehalten in Lebensmitteln ansieht, wird schnell klar, dass eine ausreichende Zufuhr eine echte Herausforderung ist. In unseren Breitengraden soll die Nahrung eine Ergänzung zur Synthese in der

Warum ist es so schwierig, genügend Vitamin D mit der Nahrung aufzunehmen?

Haut sein, die für nahezu 90 Prozent des Vitamin-D-Status verantwortlich ist. Doch wenn die Sonne ausbleibt, kann es schnell knapp werden, und unsere typischen Lebensmittel wie Fleisch, Milch und Eier sind ein schwacher Ausgleich. Erschwerend kommt hinzu, dass sich der Vitamin-D-Gehalt von Milch(produkten) mit der Jahreszeit ändert. Gerade im Winter wird er auch noch weniger.

Um pro Tag eine Menge von 5 µg aufzunehmen, müsste man z. B. folgende Mengen an Lebensmitteln zu sich nehmen:

20 g Hering, 150 g Margarine, 200 g Steinpilze, 250 g Rinderleber, 500 g Käse (50% Fett), 500 g Huhn/Schweinefleisch, 500 g Butter, 500 ml Sahne, 1 kg Mozzarella, 1,5 kg Sahnejoghurt, 5 Eier.

Ein doch recht schwieriges Unterfangen!

Als Resümee aus diesem Kapitel können wir lernen, dass weder die Sonne noch die Nahrung eine verlässliche Vitamin-D-Quelle über das ganze Jahr gesehen darstellen. Um diesem Dilemma zu entkommen, sind entsprechende Nahrungsergänzungsmittel eine Möglichkeit. Dies wird ausführlich in einem späteren Kapitel erläutert.

Vitamin D ist unerwartet vielseitig

Nachdem wir nun einige Grundlagen zu Vitamin D näher beleuchtet haben und verstehen, dass ein Mangel eine Realität für einen Großteil der Bevölkerung ist, wollen wir seine positiven Wirkungen im Detail anschauen.

Die Funktionen von Vitamin D sind fast vollständig auf die Aktivität von Calcitriol zurückzuführen. 36 der menschlichen Organe benötigen für ihre Steuerung und Funktion das „Sonnenhormon". Die Vorstufen Cholecalciferol und Calcidiol sind sozusagen nur „Mittel zum Zweck".

Zu den klassischen Zielorganen von Vitamin D zählen hauptsächlich die Knochen, da seine Entdeckung mit der Heilung von Rachitis in Zusammenhang stand. So konzentrierte sich die Forschung zunächst viele Jahrzehnte auf diesen Bereich. Aber in den letzten Jahren hat man erkannt, dass diese Substanz auch für andere Bereiche des Körpers eine sehr wichtige Rolle spielt.

In den nächsten Kapiteln werden Sie die zahlreichen faszinierenden Wirkungen des „Knochenvitamins" von seiner neuen Seite kennen lernen. Da die Rolle von Vitamin D im Bereich der Knochen aber immer noch sehr wichtig ist und es auch dort neue Erkenntnisse gibt, wollen wir mit diesem Thema starten.

Auf der folgenden Seite finden Sie eine Übersicht, die den Weg von Vitamin D zu Calcitriol und seine vielfältigen Funktionen aufzeigt.

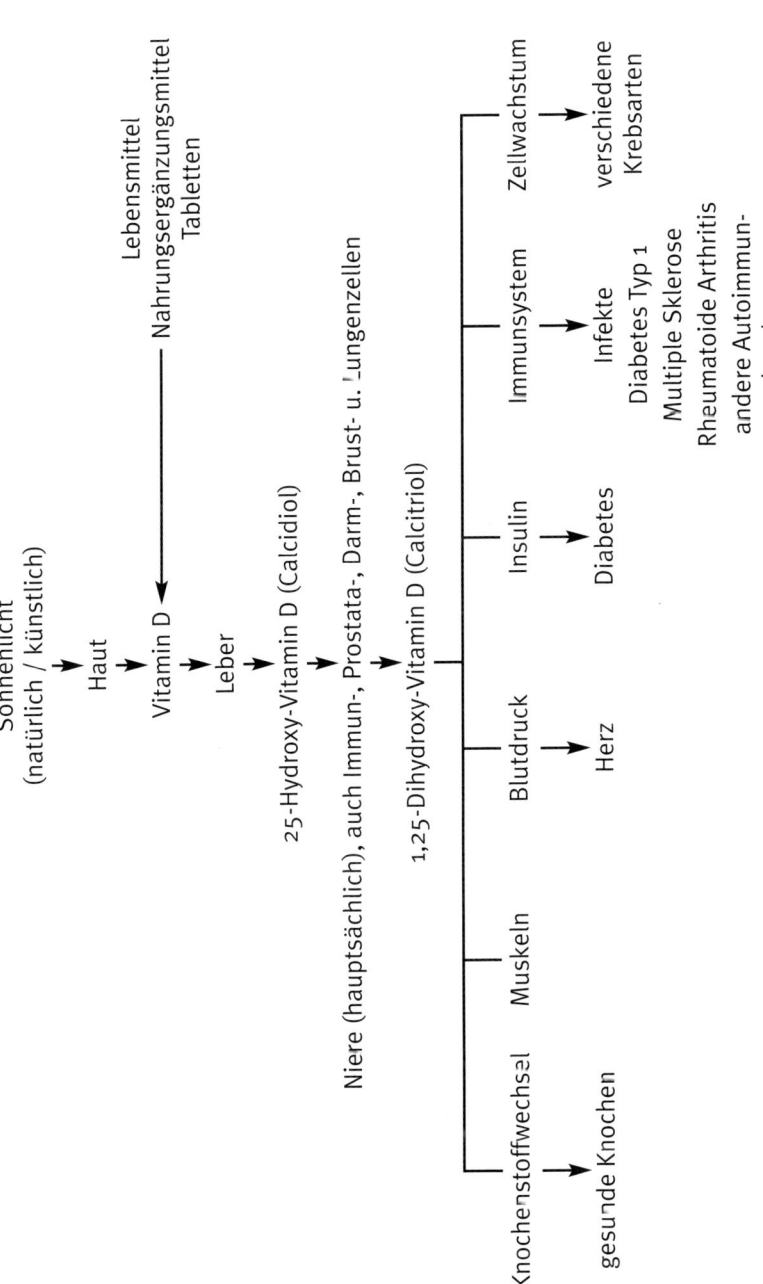

Vitamin D macht starke Knochen und kräftige Muskeln

Knochen sind lebendes Gewebe

Knochen sind kein starres oder totes Gewebe, wie es vielleicht zunächst den Anschein macht. Sie sind im Gegenteil ein sehr stoffwechselaktiver Teil des Körpers, der sich in einem ständigen Umbauprozess befindet. Dies ist zum einen für die Wachstumszeit wichtig und später auch für Reparaturen von Knochenschäden. Das Hauptmineral der Knochen ist Kalzium, welches die Knochen hart und widerstandsfähig macht. 99 Prozent des im Körper vorkommenden Kalziums befinden sich in Knochen und Zähnen. Das ist ungefähr 1 kg Kalzium! Es wird praktisch laufend in die Knochen einbaut und wieder abgebaut, wobei der Körper diesen Prozess akribisch kontrolliert.

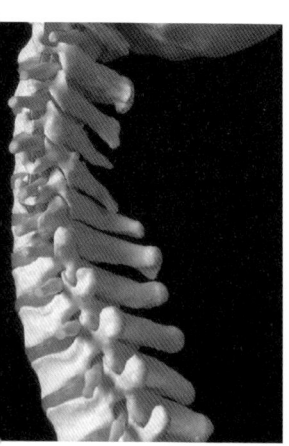

Für den Knochenaufbau und Abbau gibt es spezialisierte Zellen. Diese Osteoblasten dienen dem Aufbau, während die Osteoklasten die Knochen wieder abbauen, damit das Wachstum nicht einfach immer weiter geht. Das Vitamin-D-Hormon hat hier zusammen mit anderen „Knochenhormonen" eine Wächterfunktion: Sie kontrollieren zusammen den Kalzium-Spiegel im Blut. In komplizierter Teamarbeit mit anderen Hormonen, wie Parathormon und Calcitonin, sorgt der Organismus in Abhängigkeit von Vitamin D für gesunde Kalzium- und Phosphat-Spiegel, die für einen funktionierenden Stoffwechsel erforderlich sind. Der Vorgang ist im Detail recht komplex, für das weitere Verständnis soll folgende Erklärung ausreichen:

Ist die Kalziumkonzentration zu niedrig, werden über eine Reihe von hormonellen Steuerungsbefehlen die Osteoklasten angeregt und Kalzium wird aus den Knochen gelöst. Im Darm wird die Kalzium- und Phosphataufnahme gefördert und in den Nieren erhöht sich die Rückresorption der Mineralstoffe, um einer Kalzium-Ausscheidung entgegen zu wirken. All das sind Maßnahmen, um den Kalzium-Spiegel nach oben zu regulieren.

Bei zu hohen Kalziumwerten wird der Prozess in die andere Richtung gesteuert. Die Osteoklasten werden nun „motiviert", das überschüssige Kalzium in die Knochen einzubauen. Die Kalziumaufnahme im Darm wird vermindert und die Nieren scheiden aktiv mehr Kalzium aus.

Starke Knochen in der Jugend sind ein lebenslanger Vorteil

Glücklicherweise ist Rachitis als eine schwere Vitamin-D-Mangelkrankheit von Kindern durch die Gabe von Vitamin D im Säuglingsalter hierzulande kaum noch von Relevanz. Auch die „Erwachsen-Rachitis" – die Osteomalazie – ist selten. Das mag darüber hinwegtäuschen, dass ein marginaler Vitamin-D-Mangel mit zunächst nicht so offensichtlichen Auswirkungen trotzdem präsent ist!

Wichtig zu wissen ist, dass man bereits in der Jugend für einen stabilen Knochenaufbau sorgt, denn ab etwa dem 30. Lebensjahr überwiegt der Abbau und die Knochen werden langsam wieder weicher. Man muss mit der Nahrung ausreichend Kalzium aufnehmen (z. B. Milch, Vollkornprodukte) und auch auf die richtige Dosis Vitamin D achten. Die offizielle Empfehlung für Kalzium liegt zwischen 1 000–1 200 mg pro Tag. Wichtig hierbei ist, dass ohne Vitamin D nur 15 Prozent des Kalziums und 60 Prozent des Phosphors aus der Nahrung genutzt werden! Für Frauen ist dies besonders kritisch, da es insbesondere nach den Wechseljahren zu einem hormonell bedingten, beschleunigten Knochenabbau kommt. Für Männer wird es dann im Seniorenalter genauso heikel. Die Knochen werden porös und das Risiko eines Knochenbruchs steigt steil an. Der Arzt spricht dann, je nach Ausmaß des Knochenschwunds, von Osteopenie oder Osteoporose. Mit einer Knochendichtemessung kann eine klare Diagnose gestellt werden. Heute gibt es unzählige Daten, die zeigen, dass Vitamin D die Knochengesundheit bei jüngeren und älteren Erwachsenen fördert. Doch schauen wir uns zuerst einige Fakten dazu an:

In einer Studie mit mehr als 72 000 Frauen nach der Menopause, die über einen Zeitraum von 18 Jahren beobachtet wurden, konnte man nachweisen, dass diejenigen, die mindestens 600 IE Vitamin D am Tag zu sich nahmen (Nahrung und Nahrungsergänzungsmittel), ein 37 Prozent geringeres Risiko eines osteoporosebedingten Hüftbruchs hatten. Die Frauen der Vergleichsgruppe konsumierten täglich weniger als 10 IE Vitamin D (Feskanich, D. u. a., 2003).

In einer sogenannten Metaanalyse (eine statistische Analyse und Zusammenfassung einer Vielzahl verschiedener Untersuchungen auf dem gleichen wissenschaftlichen Forschungsgebiet) wurden 2005 Daten aus Studien mit insgesamt fast 10 000 Probanden evaluiert. Es konnte gezeigt werden, dass die tägliche Zufuhr von 700 bis 800 IE (20 µg) Vitamin D pro Tag das relative Risiko für eine Hüftfraktur um 26 Prozent und anderer Knochenbrüche um 23 Prozent reduziert. Hierbei wurden die Daten mit einer Gruppe verglichen, die nur Kalzium erhielt, sowie mit einer anderen Gruppe, die einen Placebo (Tablette ohne Wirkstoff) bekam. In der gleichen Studie kam heraus, dass eine geringere Dosis von nur 400 IE (10 µg) nicht ausreichend für einen positiven Effekt in Hinblick auf Knochenbrüche ist. Offenbar war der Anstieg der Calcidiol-Konzentration auf nur ungefähr 60 nmol/L nicht genug. Erst ab 74 nmol/L stellte sich der gewünschte Effekt ein, welcher eben nur durch höhere Vitamin-D-Gaben erreicht wurde (Bischoff-Ferrari, H. A. u.a., 2005). Weitere Daten zum Vorkommen und zur Ausbreitung eines Vitamin-D-Mangels zeigen unterstützend, dass die Knochendichte der Hüfte mit höheren Calcidiol-Werten im Blut ansteigt und eine optimale Knochendichte zwischen 75 und 100 nmol/l erreicht wird.

Weltweit ist mehr als die Hälfte aller postmenopausalen Frauen mit Osteoporose nur unzureichend mit Vitamin D versorgt. Die Vitamin-D-Unterversorgung ist nahezu unabhängig von der geografischen Lage, also unabhängig von der Sonneneinstrahlung (Hosking, D. u.a., 2005). Eine unglaubliche Situation, da die Wichtigkeit dieses Stoffes für die Knochen doch schon lange bekannt ist und die Frauen medikamentös behandelt wurden. Für Frauen mit Osteoporose sollte eine Vitamin-D-Supplementierung deshalb unbedingt empfohlen werden.

Dieser Ausschnitt aus aktuellen Studiendaten unterstreicht die Rolle von Vitamin D als Gegenmaßnahme zu abnehmender Knochendichte und dem Risiko eines Knochenbruchs aufgrund von Osteoporose. Viele Experte sind sich einig, dass die Aufnahme von mindestens 800 IE pro Tag einen positiven Effekt auf die Knochengesundheit hat. In diesem Zusammenhang ist die gleichzeitige Aufnahme einer ausreichenden Menge Kalzium (im Bereich 1200 mg pro Tag) von großer Bedeutung.

Vitamin D und Kalzium sind ein Bund fürs Leben

Es gibt leider nur wenige Daten über die optimale Kombination von Vitamin D und Kalzium. Es finden sich aber klare Hinweise darauf, dass die alleinige Gabe von Kalzium bei der Verhinderung von Knochenbrüchen nicht ausreichend ist. Neue Daten weisen sogar darauf hin, dass Vitamin D der Wichtigere der beiden Partner ist. Da Vitamin D die Kalziumaufnahme mit 64 Prozent deutlich steigern kann, hat es offenbar einen „Kalziumspareffekt" (Bischoff-Ferrari, H. A., 2008).

In einer englischen Studie konnte gezeigt werden, dass mit einer Vitamin-D-Dosis von 820 IE pro Tag (in der Studie wurde das Vitamin D vier Monate lang in sehr hoher Dosis gegeben) eine Kalziumaufnahme von etwa 740 mg ausreichte, um die Grundversorgung zu sichern. Üblicherweise werden Kalziumaufnahmen von 1200 mg empfohlen. Die teilnehmenden Senioren erfreuten sich einer 33-prozentigen Frakturreduktion, d. h. es gab 1/3 weniger Knochenbrüche als erwartet. Die Calcidiol-Spiegel stiegen übrigens in dieser Studie auf 75 nmol/L an (Bischoff-Ferrari, H., 2008).

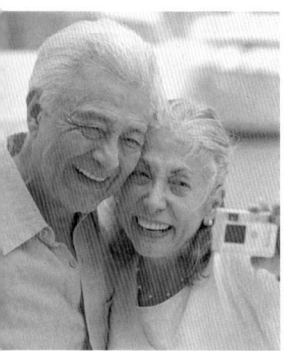

Neuere Meta-Analysen zeigten in Hinblick auf die Wirksamkeit von Kalzium und Vitamin D (alleine oder in Kombination) einige widersprüchliche Ergebnisse auf, was auf die unterschiedlichen Gestaltungen der eingeschlossenen Studien zurückzuführen ist. Dies genau zu erläutern würde den Rahmen dieses Buches sprengen. Unabhängig davon haben führende Experten auf dem Gebiet der Osteoporose eindeutig empfohlen, dass Menschen, die an Osteoporose leiden und ein erhöhtes Risiko für einen Knochenbruch haben, täglich 800 IE Vitamin D und 1000 bis 1200 mg Kalzium einnehmen sollten.

Vitamin D, Kalzium und Knochen – Ein globaler Kostenfaktor

Die finanzielle Lage unseres Gesundheitssystem ist in den letzten Jahren immer schwieriger geworden. Kosteneinsparungen werden gemacht, wo es nur möglich und auch, wo es eigentlich unmöglich ist ... zu Lasten der Versicherten. In den meisten Fällen unterstützen die Krankenkassen ihre Mitglieder erst im Falle der Erkrankung. Präventive Maßnahmen, die dabei helfen könnten, gar nicht oder erst viel später zu erkranken, werden weniger unterstützt.

Für unser Gesundheitssystem ist die Osteoporose eine sehr kostspielige Angelegenheit. Die notwendige Medikation oder gar stationäre Aufenthalte im Krankenhaus kosten Milliarden. Allein in den Ländern der Europäischen Union passiert etwa alle 30 Sekunden ein Hüftbruch aufgrund der brüchigen Knochen durch die Osteoporose. Die Folgen sind fatal und das Schlimme daran ist, dass die Mehrheit der Fälle durch eine langfristige und ausreichende Kalzium- und Vitamin-D-Zufuhr hätte verhindert werden können. Neben den finanziellen Folgen verliert die Gesellschaft – und natürlich an erster Stelle auch die Betroffenen – viele wertvolle Lebensjahre.

Mit dem Konzept von *DALY* (Disability-Adjusted Life Years) wird die Bedeutung verschiedener Krankheiten auf die Gesellschaft gemessen. Ebenso wird hier die Effizienz von Vorbeugungsmethoden und Behandlungen transparent gemacht. Wichtig ist, dass nicht nur die Sterblichkeit, sondern auch die Beeinträchtigung des normalen, beschwerdefreien Lebens durch eine Krankheit erfasst und in einer Maßzahl zusammengerechnet wird. Die Osteoporose „kostet" so dargestellt die Gesellschaft etwa das Zehnfache im Vergleich zu beispielsweise Hautkrebs und liegt in punkto Behandlungskosten in etwa auf dem gleichen Niveau wie Darm- oder Brustkrebs!

Auch einflussreiche, internationale Gesellschaften gehen daher das Thema Vitamin D und Knochengesundheit global und mit Nachdruck an. Zum „Welt Osteoporose Tag 2009" am 20. Oktober 2009 plant die IOF (International Osteoporosis Foundation) eine Reihe von Aktionen, die das Vitamin-D-Problem aufgreifen und der Öffentlichkeit ins Bewusstsein bringen sollen. Diese Gesellschaft hat nun auch eine Reihe von Berichten publiziert, die zeigen, wie dramatisch der Vitamin-D-Mangel in den einzelnen Regionen der Welt ist (www.iof.org). Hierbei ist bemerkenswert, dass die Unterversorgung sogar nachgewiesen wurde bei sehr konservativ gesetzten Grenzwerten für einen Vitamin-D-Mangel. Die IOF fordert die einzelnen Länder mit großer Dringlichkeit auf, Maßnahmen auf regionaler Ebene durchzusetzen. Vermehrter, aber sicherer Aufenthalt in der Sonne, Vitamin-D-reiche Ernährung und entsprechende Nahrungsergänzungsmittel sind Teil der Strategie (mehr Informationen dazu auch in diesem Kapitel: *Wie erreicht man eine optimale Vitamin-D-Versorgung?*)

Vitamin D macht kräftige Muskeln

Die mehr als 200 Knochen, die das Körpergerüst eines Menschen bilden, werden von Gelenken, Muskeln und Bändern zusammengehalten. Das Zusammenspiel dieser Faktoren ist für deren Funktion sehr wichtig.

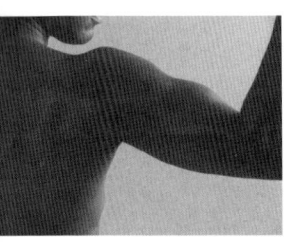

Wie neue Untersuchungen zeigen, sind die positiven Wirkungen von Vitamin D nicht nur auf die Knochen beschränkt, sondern unterstützen auch die Muskelkraft von Jung und Alt. Dies ist insbesondere für ältere Menschen von unmittelbar gesundheitlichem Wert, da die Kombination der positiven Wirkungen auf Knochen und Muskeln Stürze und Brüche gleichzeitig reduziert. Leider sind gerade Senioren besonders vom Vitamin-D-Mangel betroffen. Hier sollte man unbedingt an eine vorbeugende Supplementierung denken. Doch auch hier wollen wir einige Fakten näher beleuchten.

Der Zusammenhang zwischen Vitamin D und der Muskelkraft wurde erst in den letzten Jahren entdeckt. Offenbar ist die biologische Wirkung von Vitamin D am Muskel an einen hochspezifischen Rezeptor gebunden (VDR). Leider nimmt die Zahl dieser VD-Rezeptoren im Alter ab. Durch die Bindung von Calcitriol an diese Andockstelle wird die Proteinsynthese („Muskeleiweiß") vor Ort angetrieben, was zu einer Verbesserung der Muskelkraft führt (Bischoff-Ferrari, H., 2008). Weiterhin begünstigt Vitamin D die Kalziumaufnahme in die Muskeln, was für deren Fähigkeit zur Anspannung wichtig ist.

Mittlerweile geht man davon aus, dass die drastische Reduktion der Knochenbrüche bei Osteoporose durch Vitamin D nicht nur durch die erhöhte Knochendichte zu erklären ist. Zusätzlich könnte die positive Beeinflussung der Muskel und Beinkraft durch Vitamin D die Sturzrate vermindern und so gleichzeitig die Zahl der Knochenbrüche reduzieren. Schwache Muskeln können mit Vitamin D übrigens wieder gekräftigt werden.

Zahlreiche Studien belegen, dass Vitamin D das Sturzrisiko im Bereich von 22 bis 65 Prozent senken kann – je nach Studiendesign. In einer Untersuchung stürzten sogar 72 Prozent Probanden weniger im Vergleich zur Placebogruppe. Die Teilnehmer erhielten täglich 800 IE Vitamin D. Eine geringere Dosis mit 200 IE, 400 IE und 600 IE zeigte keinen Effekt! (Bischoff-Ferrari, H., 2008).

Eindrucksvoll sind auch die Daten einer italienischen Studie, an der fast 1000 Senioren teilnahmen. Die Probanden mussten sich einem Fitnesstest unterziehen. Hier wurde das Gehtempo gemessen sowie ihre Fähigkeit getestet, sich von einem Stuhl zu erheben und ihr Gleichgewicht zu halten. Ferner wurde auch die Muskelkraft in den Händen der Teilnehmer gemessen. Dies gilt als zuverlässiger Test für drohende Immobilität. Und auch in dieser Studie waren die Teilnehmer mit geringeren Vitaminspiegeln benachteiligt. Senioren mit weniger Vitamin D im Blut waren 5 bis 10 Prozent weniger leistungsfähig als die besser versorgte Gruppe (Houston, D. K. u.a., 2007).

Auch junge Menschen haben mehr Muskelkraft mit Vitamin D

Wie bei den Knochen ist die positive Wirkung von Vitamin D nicht auf ältere Menschen beschränkt. Eine englische Studie aus dem Jahr 2009 hat eindrucksvoll gezeigt, dass junge Mädchen umso höher und schneller springen, je mehr Vitamin D in ihrem Blut zirkulierte. Die teilnehmenden 99 Mädchen zwischen 12 und 14 Jahren mussten in verschiedenen Übungen Kraft und Geschwindigkeit demonstrieren, was mit einer neuen Technik wissenschaftlich genau gemessen werden konnte. Dabei kam heraus, dass die Vitamin-D-Konzentration im Blut mit der Leistungsfähigkeit der Muskeln und der Muskelkraft korrelierte. Die durchschnittlichen Blutspiegel von Calcidiol waren aber übrigens auch hier mit durchschnittlich etwa 21 nmol/L sehr niedrig. Die gefundenen Werte gingen von 2,5 (!) bis 88,5 nmol/L. Die Autoren bestätigten 75 Prozent der Mädchen eine schlechte Vitamin-D-Versorgung (Ward, K. A. u.a., 2009).

Vitamin D stärkt das Immunsystem

Das Wort „immun" kommt aus dem Lateinischen und bedeutet „frei" oder „unberührt" (lat. *immunis*). Das Immunsystem ist das Schutzschild des Organismus zur Verteidigung gegen von außen eindringende Krankheitserreger (Bakterien, Viren, Parasiten oder Pilze) und Fremdstoffe. Auch im Körper werden veränderte und krankhafte Zellen erkannt und ggfs. eliminiert. Man unterscheidet die sogenannte spezifische (erworbene) von der unspezifischen (angeborenen) Immunabwehr. Als typische Reaktion einer Immunantwort entstehen Entzündungen, die zur Beseitigung der schädigenden Zellen (z. B. Tumorzellen) oder Fremdkörpern führen.

Ist die Immunreaktion „übertrieben", kämpft das Immunsystem also vehement gegen eigentlich ungefährliche Eindringlinge (z. B. Pollen) und man spricht von einer allergischen Reaktion.

Weiterhin gibt es auch unerwünschte Reaktionen gegen körpereigene Produkte. Dann hat man es mit einer sogenannten Autoimmunerkrankung (z. B. Diabetes, Multiple Sklerose) zu tun.

Nun liegt es auf der Hand, dass ein schwaches Immunsystem unerwünscht ist, da so der Körper anfällig für Infekte oder andere Krankheiten wird. Neben genetischen Ursachen oder bestimmten Krankheiten wie AIDS wird die Leistungsfähigkeit des Immunsystems durch die Ernährung (Vitamine, Mineralien), die Darmflora, die gesamte physische Verfassung und auch den psychischen Zustand beeinflusst.

Das Immunsystem ist ein komplexes und gut organisiertes Netzwerk aus verschiedenen Organen, Zelltypen und Molekülen. Dass viele Vitamine eine positive Wirkung auf das Immunsystem haben, hat wohl jeder Leser schon gehört. Insbesondere Vitamin C ist in diesem Zusammenhang bekannt und wird gerne zur Stärkung der Immunabwehr eingesetzt. Doch seit einiger Zeit verdichten sich die Hinweise, dass auch Vitamin D hier eine Rolle spielt. Einer der Schlüssel zur Erkenntnis liegt wieder im Vitamin-D-Rezeptor (VDR), der in verschiedenen Bereichen des Immunsystems gefunden wurde.

Vitamin D hilft Tuberkulose zu heilen

Schon vor 100 Jahren war bekannt, dass die Sonne das Immunsystem stärkt. So war das tägliche Sonnenbad ein fester Bestandteil der typischen Tuberkulosetherapie. Neueste Forschungsarbeiten erklären diesen klassischen Therapieansatz:

Auf bestimmten Abwehrzellen sitzt der sogenannte „Toll-like Receptor" (TLR). Kommt es zu einer bakteriellen Infektion wird er aktiviert und veranlasst die Abwehrzelle dazu, Calcidiol (25-Hydroxyvitamin D) zu produzieren. Dabei wird gleichzeitig ein weiterer Rezeptortyp ausgebildet, der sich gerne mit Calcitriol (1,25-Dihydroxyvitamin D) „paart". Dadurch verändert die Abwehrzelle ihren Stoffwechsel und bildet antibakteriell wirkendes „Cathelizidin". Ein sonneninduziertes Antibiotikum! Vitamin D wirkt hier als sogenannter Immunmodulator, es beeinflusst das Immunsystem in seiner Art auf den Infekt zu antworten (Liu, P. T. u.a., 2006).

Diese neue Erkenntnis erklärt übrigens auch, warum Menschen mit dunklerer Haut für Infektionen wie beispielsweise Hauttuberkulose besonders empfänglich sind. Durch Einnahme von Vitamin-D-Präparaten kann dies ausglichen werden. Bestätigt wird dies auch durch Studien. So wurde beispielsweise in einer australischen Studie gezeigt, dass afrikanische Immigranten mit latenter Tuberkulose signifikant niedrigere Vitamin-D-Spiegel hatten als solche ohne Tuberkulose. Bei 78 Prozent der Menschen mit latenter Tuberkulose wurde ein schwerer Vitamin-D-Mangel festgestellt. Umgekehrt waren hohe Vitamin-D-Spiegel mit einer niedrigeren Wahrscheinlichkeit für eine Tuberkulose-Infektion assoziiert (Gibney, K. B. u.a., 2008).

Schützt Vitamin D auch vor Schnupfen?

Im Winter, wenn der Schnupfen Hochsaison hat, ist die Vitamin-D-Versorgung besonders schlecht. Neue Daten eines US-amerikanischen Forscherteams haben nun entdeckt, dass es eine Verbindung zwischen Vitamin D und Erkältungen geben könnte. Eine Analyse der Daten von 19 000 Menschen ergab, dass eine schlechtere Vitamin-D-Versorgung mit häufigeren Infekten korrelierte. Die am schlechtesten Versorgten hatten, gegenüber den am besten Versorgten, ein 40 Prozent höheres Risiko zu erkranken. Insbesondere chronisch Kranke mit Asthma oder COPD (eine Lungenkrankheit) waren davon betroffen, denn das Risiko stieg gleich fünffach an.

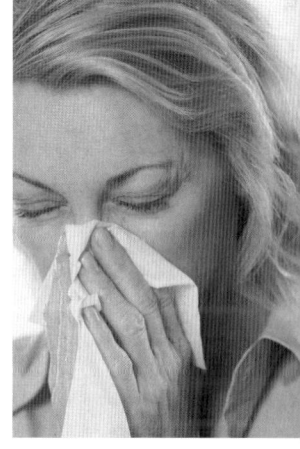

Leider ermöglichen diese Daten noch nicht den direkten Rückschluss, dass eine gesteigerte Vitamin-D-Aufnahme – etwa durch eine Tablette – definitiv vor einer Erkältung schützt. Zumindest aber bestätigen die Daten erneut, wie eng Vitamin D mit dem Immunsystem verknüpft ist (Ginde, A.A. u.a., 2009).

Vitamin D als Mittel gegen die „Neue Influenza" (A/H_1N_1)?

Die Influenza, die auch „echte" Grippe oder Virusgrippe genannt wird, ist eine durch spezielle Viren ausgelöste Infektionskrankheit beim Menschen. In der Alltagssprache wird die Bezeichnung „Grippe" auch gerne für sogenannte grippale Infekte verwendet, bei denen es sich um verschiedene andere, in der Regel deutlich harmloser verlaufende Virusinfektionen handelt. In jedem Jahr tritt die Krankheit saisonal vor allem in den Wintermonaten auf. Könnte der Vitamin-D-Mangel, insbesondere zu dieser Jahreszeit, die Ursache für die erhöhte Anfälligkeit für Influenza im Winter sein? Schon in den frühen 1980er-Jahren vermutete der britische Epidemiologe Edgar Hope-Simpson, dass die Influenzaepidemien mit der Sonneneinstrahlung zu tun haben könnten (Cannell, J. J. u.a., 2006). Interessanterweise ist der konkrete Auslöser der winterlichen Grippewellen schon lange und immer noch ein Rätsel. Immer in den Monaten nach der Wintersonnenwende (21./22. Dezember) ist die Grippe am schlimmsten. Die Epidemien häufen sich dann weltweit, aber man weiß eigentlich nicht genau, warum. Es gibt Überlegungen, dass es neben der trockenen Raumluft im Winter und dem häufig gedrängten Miteinander der Menschen einen weiteren, ausschlaggebenden Faktor geben muss. Neuere Forschungsarbeiten sehen tatsächlich einen Zusammenhang mit der unzureichenden Vitamin-D-Versorgung durch verminderte Sonnenbestrahlung im Winter. Kälte wird hierbei als ein Faktor gesehen, der die Menschen davon abhält, sich länger draußen aufzuhalten, und ist natürlich auch der Grund, warum der Körper mit Kleidung bedeckt ist. Die Produktion von Vitamin D ist im Winter natürlich auch noch von der schwächeren UV-Strahlung zusätzlich beeinträchtigt (Cannell, J. J. u.a., 2006).

Schon sehr viel früher wurde nachgewiesen, dass Fischöl mit einem hohen Anteil an Vitamin D die Grippeanfälligkeit verringern kann. Auch erkranken Kinder mit Vitamin-D-Mangel eher an Infektionen der Atemwege, wie die Arbeiten eines indischen Forscherteams zeigten (Wayse, V. u.a., 2004). Zudem zeigte sich, dass junge Männer, denen ein abgeschwächtes Influenzavirus gespritzt wurde, eher im Winter als im Sommer erkrankten (Cannell, J. J. u.a., 2008).

Bislang fehlen noch eindeutige Beweise, die einen direkten Zusammenhang zwischen Vitamin D und Influenza belegen, doch fordern schon jetzt Wissenschaftler dazu auf, die Vitamin-D-Mangelsituation ernst zu nehmen. Immerhin sterben jedes Jahr etwa eine Million Menschen an den Folgen einer Grippeinfektion.

Und wie sieht es nun mit dem neuen Grippevirus aus?

Ende 2008 hat ein spezielles Grippevirus seine Reise um die Welt angetreten und versetzt Gesundheitsbehörden und Bevölkerung in Angst und Schrecken. Die Rede ist vom Grippevirus-Subtyp H_1N_1, der zunächst aus Schweinen isoliert wurde – daher auch die Bezeichnung „Schweinegrippe". Wie auch bei anderen Influenza-Viren ist die Entwicklung eines Impfstoffes prinzipiell möglich, benötigt jedoch einige Zeit. Ansonsten stehen als Therapien der Grippe bestimmte neue Medikamente zur Verfügung, doch ist es möglich, dass sich auch dagegen resistente Virusvarianten entwickeln können.

Zu den besten Präventivmaßnahmen gegen eine Infektion gehören hygienische Vorkehrungen (häufiges Händewaschen, Meidung von Menschenansammlungen) und ein gestärktes Immunsystem. Dies gilt natürlich nicht nur für den H_1N_1-Virus, sondern auch für alle anderen Grippe- und Erkältungsviren.

Kann die Vitamin-D-Versorgung zum Schutz vor einer H_1N_1-Infektion eine Rolle spielen? Dr. Marc Sorensen, einer der US-amerikanischen „Vitamin-D-Gurus", wundert sich, dass man nirgendwo in den Medien die Überschrift „Regierung verteilt Vitamin D gegen Schweinegrippen-Pandemie?" lesen kann. Kann dem Vitamin D, dass offenbar eine aktive Rolle im Immunsystem spielt, nicht auch eine Schutzfunktion bei der Influenza zugesprochen werden? Dies lässt sich aber erst durch entsprechende Studien wissenschaftlich abklären. Klar ist schon jetzt, dass eine ausreichende Vitamin-D-Versorgung zur Unterstützung des Immunsystems sicher nicht schaden kann.

Vitamin D schützt auch bei Hautverletzungen

Auch bei der Immunabwehr in der Haut spielt Vitamin D eine Rolle. Kleine Wunden sind Eintrittspforten für Keime und das Immunsystem muss hier besonders schnell reagieren. Das in der Haut gebildete Vitamin D unterstützt die Abwehrreaktionen unmittelbar nach einer Verletzung. Es wurde beobachtet, dass die Hautzellen am Wundrand vermehrt Vitamin D produzieren. Ein Botenstoff aus der Wundflüssigkeit regt die Hautzellen dazu an. Das Vitamin D stimuliert dann mehr Proteine, die beim Eindringen von Keimen in die Wunde Warnsignale aussenden. Ohne Vitamin D wurden im Tierexperiment weniger spontane Abwehrreaktionen gezeigt (Schauber, J. u.a., 2007).

Eine interessante Überlegung ist auch, dass die Sonne selbst dafür sorgt, dass durch UV-Strahlen angerichtete Schäden in der Haut wieder repariert werden. Vitamin D aktiviert hierbei die sogenannten T-Zellen des Immunsystems, die den Heilungsprozess unterstützen. Hierbei sind es die Immunzellen der Haut (die dendritischen Zellen), die Vitamin D in seine aktive Form verwandeln (Sigmundsdottir, H. u.a., 2007). Es ist in diesem Fall also kein Umweg über Leber und Niere nötig, um das gewünschte Calcitriol zu erhalten. Diese aktive Vitamin-D-Form dirigiert die T-Zellen zu den beschädigten Stellen der Haut. So kann die Haut direkt Abwehrzellen zusammenrufen, wenn UV-Strahlung eintritt, und im Falle von Schäden schnellstmöglich eingreifen. Die dendritischen Zellen kommunizieren mit den T-Zellen über das aktivierte Vitamin D. In diesem Sinne ist auch die heilende Wirkung der Sonne im Fall von Schuppenflechte (Psoriasis) nachvollziehbar.

Damit dieser Reparaturprozess aktiv bleibt, ist es wichtig, die Haut der Sonne auszusetzen. Die totale Vermeidung führt zu einer Haut, die praktisch „vergisst", wie man mit Hautschädigungen umzugehen hat. Eventuell sind die durch Vitamin D angelockten T-Zellen auch gegen Hautkrebs wirksam. Dies bleibt jedoch zunächst eine Vermutung und soll kein Aufruf zu übermäßigem Sonnenbaden sein. Wie so oft im Leben macht es auch hier die richtige Dosis. Übertreibung ist in keiner Richtung ratsam.

Nun könnte man sich doch überlegen eine Hautcreme zu entwickeln, die Vitamin D bereits enthält. Dies ist jedoch in Europa per Gesetz nicht erlaubt, wobei diese Regelung immer noch auf dem Vitamin-D-Unfall aus den 1950er-Jahren beruht. Die Gesundheitsbehörden sind offenbar nicht auf dem neusten wissenschaftlichen Stand.

Vitamin D und Krebs

Unter „Krebs" versteht man im normalen Sprachgebrauch eine Vielzahl verwandter Krankheiten, bei denen Körperzellen unkontrolliert wachsen, sich teilen und gesundes Gewebe verdrängen und zerstören. Vereinfacht könnte man sagen, dass es eine Störung des normalerweise genetisch geregelten Gleichgewichts zwischen dem Zellzyklus (Wachstum und Teilung) und dem Zelltod (Apoptose) darstellt.

Eigentlich kann jeder Teil des Körpers von Krebs betroffen sein. Jedoch gibt es typische Häufigkeitsunterschiede nach Alter, Geschlecht, geografischer Region, Ernährungsgewohnheiten usw. In Deutschland stehen Krebserkrankungen der Brustdrüse, Prostata, Lunge und Dickdarm im Vordergrund. Obwohl Krebs nach den Herz-Kreislauf-Erkrankungen die zweithäufigste Todesursache ist, muss glücklicherweise nicht jede Krebserkrankung zum Tode führen. Entscheidend ist die Früherkennung, damit rechtzeitig eine Therapie begonnen wird.

Doch wie steht nun Vitamin D mit dieser ernsten Krankheit im Zusammenhang?

Der Verbindung von Vitamin D und Krebs wurde schon früh entdeckt

Schon in den 1940er-Jahren machte ein US-Wissenschaftler eine faszinierende Entdeckung: Es gab ein Nord-Süd-Gefälle in Hinblick auf die Sterblichkeit an verschiedenen Krebserkrankungen. Je höher die UV-Strahlung war, desto niedriger war die Wahrscheinlichkeit, an Krebs zu sterben (Schwartz, G.G. u. Blot, W.J., 2006). Während diese Beobachtung 1941 kaum für Aufsehen sorgte, haben nun viele Wissenschaftler diese Erkenntnis wiederentdeckt. So konnte in den neunziger Jahren erneut bestätigt werden, dass es z. B. für Darm- oder Prostatakrebs ein deutliches Nord-Süd-Gefälle gab, wobei das Risiko für dunkelhäutige Amerikaner besonders hoch war. Aufgrund dieser Beobachtungen und weiterer Untersuchungen kamen die Wissenschaftler zu dem Schluss, dass es einen Zusammenhang zwischen Vitamin-D-Mangel und den Krebserkrankungen geben müsse. Dies veranlasste eine ganze Armada an Forschern, weitere Erkenntnisse auf diesem Gebiet zu gewinnen.

Vitamin D kontrolliert die Zellentwicklung
Epidemiologische Studien zeigten also, dass verschiedene Tumorformen gehäuft bei Vitamin-D-Mangelzuständen auftreten. Diese Beobachtung veranlasste die Wissenschaft nach Erklärungen auf zellulärer Ebene zu suchen. So wurden die verschiedenen Wirkungsweisen von Vitamin D in zahlreichen Experimenten untersucht und man konnte folgende Theorie dazu ausarbeiten:

Die Gewebe in Darm, Brust, Prostata u.a. besitzen „Werkzeuge" (Enzyme), um selbst vor Ort das aktive Vitamin-D-Hormon – Calcitriol – herzustellen. Dies ist dann in der Lage, die

Gene zu kontrollieren, welche bei der Krebsentwicklung eingreifen helfen. So wird die unkontrollierte Zellvermehrung gestoppt, und statt Tumorzellen werden nützliche Zellen ausdifferenziert. Ist eine Zelle dann doch einmal zu einer Krebszelle entartet, kann das Calcitriol ihren Zelltod initiieren und auch verhindern, dass sich neue Blutgefäße bilden (Angiogenese), die den Tumor weiter ernähren würden (Holick, M. F., 2007).

Eine der Voraussetzungen, dass dies so funktioniert, ist die Anwesenheit eines Rezeptors, der das Calcitriol aufnimmt und so die Steuerungsaufgaben übernimmt. Den Vitamin-D-Rezeptor (VDR) haben wir nun schon mehrmals erwähnt. Er ist in vielen Geweben anwesend, um spezielle Steuerungsfunktionen zu übernehmen. Tatsächlich wurde nachgewiesen, dass nicht nur die gesunden Gewebe, sondern auch viele Tumorzellen diesen Vitamin-D-Rezeptor besitzen. Das Calcitriol kann sich dort anheften und ein unkontrolliertes Wachstum von Krebszellen unterdrücken, wie in Zellkulturexperimente gezeigt wurde. Ebenso wurde beobachtet wie z. B. bösartige Leukämiezellen durch den Einfluss von Calcitriol in Makrophagen differenziert wurden. Makrophagen sind „Fresszellen" und Bestandteil des Immunsystems. Somit wurde die Krebszelle in eine harmlose und sogar nützliche Zelle verwandelt (Schwartz, G.G. u. Blot, W.J., 2006).

In der Bevölkerung gibt es nun verschiedene Varianten („genetische Polymorphismen") desjenigen Gens, das die Ausbildung des VD-Rezeptors im Detail betrifft. Offenbar können diese Unterschiede einen Einfluss auf die Neigung zu bestimmten Krankheiten bewirken.

Wenn das Calcitriol seine Aufgabe erfüllt hat, wird es durch einen weiteren Steuerungsschritt selbst inaktiviert, damit es nicht weiter in den Blutkreislauf überführt wird und dort den Kalziumstoffwechsel beeinflusst. Ein ausgeklügeltes System!

Doch sind dies nur Ergebnisse aus „Reagenzglas"-Experimenten, die zwar plausibel, nicht aber zwingend relevant für den ganzen Organismus sind. Wirkt Vitamin D wirklich auch beim Menschen?

Vitamin D wirkt nachweislich gegen verschiedene Krebsarten

Weil es so wichtig ist, möchten wir dieses Kapitel gleich mit einem der Aufsehen erregendsten Studienergebnisse beginnen.

Im Jahr 2007 wurde eine US-amerikanische Arbeit veröffentlicht, die für große Furore sorgte. Hierbei handelte es sich um eine sogenannte placebokontrollierte und prospektive Studie, die unter Wissenschaftlern besonders hohes Ansehen genießt. Bei einer prospektiven Studie wird die Hypothese (Vermutung) zur medizinischen Wirksamkeit einer Behandlungsmethode vorher festgelegt. Diese Studie sollte unter kontrollierten Bedingungen belegen, was zuvor in den zahlreichen Beobachtungsstudien gefunden wurde: Vitamin D hat eine positive Auswirkung auf die Krebsentstehung. (Nebenbei wurde ebenso die Zahl der Knochenbrüche analysiert.) In der hier beschriebenen Studie wurde die Wirkung auf alle Krebsarten (ausgeschlossen Hautkrebs) gemeinsam überprüft.

Mehr als vier Jahre lang wurden die fast 1200 Frauen (>55 Jahre) untersucht. Sie wurden in drei Gruppen eingeteilt und erhielten entweder nur 1500 mg Kalzium oder zusätzlich zum Kalzium 1100 IE Vitamin D_3 oder nur einen Placebo. Insgesamt entwickelten in den vier Jahren 50 Frauen eine Krebserkrankung. Es zeigte sich, dass die Häufigkeit an Krebs allgemein zu erkranken in der Gruppe „Vitamin D plus Kalzium" deutlich niedriger war. Auch die einzelnen Krebsformen (z. B. Brust-, Dickarm-, Lungen-, Lymph-, Knochenmarkkrebs usw.) waren in dieser Gruppe jeweils reduziert. Im Vergleich zur Placebogruppe sank das Risiko zu erkranken um 60 Prozent in der „Vitamin D plus Kalzium"-Gruppe. Die Kalziumgruppe alleine schaffte es nur auf 47 Prozent. Um Karzinome auszuschließen, die bereits vor Studienbeginn in den Probanden versteckt vorhanden waren, schloss man die im ersten Studienjahr aufgetretenen Krebsfälle aus der Statistik aus. Nun ergab die Berechnung ein um 77 Prozent gesenktes Risiko für die „Vitamin D plus Kalzium"-Gruppe. In der Gruppe mit alleiniger Kalzium-Supplementierung war das Risiko um 41 Prozent gesenkt, aber dieser Effekt konnte nicht statistisch abgesichert werden. Weitere Berechnungen kristallisierten heraus, dass sowohl die Zugehörigkeit zur „Vitamin D plus Kalzium"-Gruppe als auch die Blutkonzentration an Calcidiol unabhängige Voraussagefaktoren des Krebsrisikos waren (Lappe, J. M. u.a., 2007). Obwohl diese Daten mit einer ganz bestimmten Auswahl an Testpersonen – Frauen nach der Menopause – ermittelt wurden, stimmen die Ergebnisse auch für andere Bereiche positiv.

Überraschend war auch folgendes Studienergebnis: Menschen, die in der sonnenarmen Herbst- und Winter-Saison erkrankten, hatten signifikant geringere Chancen auf Heilung also solche, die im Sommer erkrankten. Das galt vor allem in den nördlicheren Regionen. Die durch die Sonnenstrahlen auf der Haut im Sommer produzierte und im Körper gespeicherte Menge an Vitamin D half den Patienten wahrscheinlich, den Krebs zu bekämpfen und zu besiegen (Lim, H.S. u.a., 2006).

Schauen wir uns im Folgenden weitere faszinierende Resultate auf diesem Gebiet an. Da die Datenflut mittlerweile sehr groß ist, können hier nur einige Beispiele beschrieben werden.

Vitamin D und Darmkrebs

Darmkrebs ist eine der häufigsten Krebserkrankungen in den westlichen Ländern. Neben den Lebens- und Ernährungsgewohnheiten sind es insbesondere genetische Faktoren, die zu seiner Entstehung beitragen.

Interessanterweise geht die geografische Verteilung von Rachitis mit der Verteilung von Darmkrebs einher. Umgekehrt gilt, dass eine höhere Aufnahme von Vitamin D oder höhere Blutwerte an Calcidiol mit einer reduzierten Darmkrebsrate korrelieren. In einer fünfjährigen Studie mit mehr als 120 000 Teilnehmern konnte gezeigt werden, dass die Gruppe der Männer mit der besten Versorgung an Vitamin ein um 29 Prozent niedrigeres Risiko hatten an Darmkrebs zu erkranken als die schlecht versorgten Männer. Bei Frauen ließen zunächst keine Zusammenhänge zwischen Vitamin D und Darmkrebs erkennen (McCullough, M. L. u.a., 2003).

Dies änderte sich allerdings bei einer neueren Untersuchung, die aufzeigte, dass hohe Blutspiegel an Calcidiol auch 47 Prozent der Frauen besser vor Darmkrebs schützen (Feskanich, D. u.a., 2004).

In einer weiteren Studie erhielten mehr als 36 000 Frauen (*Women's Health Initative, WHI*) nach der Menopause mehr als 7 Jahre lang eine Kombination von Vitamin D (400 IE pro Tag) und Kalzium (1 000 mg pro Tag). Hier wurde die Darmkrebsrate nicht positiv beeinflusst (Wactawski-Wende, J. u.a., 2006). Die Autoren vermuten, dass u.a. die lange Entwicklungszeit des Darmkrebses eine Rolle spielen könnte. Prof. Michael Holick – einer der führenden Vitamin-D-Experten – machte die Vitamin-D-Unterversorgung der Frauen trotz Supplementierung dafür verantwortlich (Holick, M. F., 2006). Die Vitamin-D-Dosis war mit 400 IE zu niedrig. Eine detaillierte Berechnung hat ergeben, dass etwa 1.000 IE Vitamin D pro Tag nötig sind, um die Darmkrebsrate um etwa 50 Prozent zu senken (Gorham, E. D. u.a., 2005).

Eine neuere US-amerikanische Studie zeigte, dass auch Menschen, die bereits an Darmkrebs erkrankt sind, mit hohen Vitamin-D-Werten bessere Überlebenschancen haben. Die Wissenschaftler fanden einen engen Zusammenhang zwischen der Calcidiol-Konzentration von Patienten vor der Darmkrebsdiagnose und ihrer Überlebenszeit nach der Therapie. Die Daten stammen von 304 Menschen, bei denen zwischen 1991 und 2002 ein Darmkarzinom entdeckt wurde. Für alle Teilnehmer lagen auch die Vitamin-D-Werte aus Blutproben vor, die mindestens zwei Jahre vor der Diagnose entnommen worden waren. Bis zum Jahr 2005 starben 123 Patienten, 96 davon am Krebs. Die Gruppe der Teilnehmer mit dem höchsten Vitamin-D-Blutspiegel hatte eine um 48 Prozent geringe Wahrscheinlichkeit zu sterben im Vergleich zu denjenigen mit den geringsten Werten. Die Wahrscheinlichkeit, konkret an Darmkrebs zu sterben, war um 39 Prozent geringer. Da auffiel, dass die Patienten mit guter Vitamin-D-Versorgung schlanker und sportlicher waren, wurde dies in der Statistik berücksichtigt. Trotzdem blieb der Zusammenhang mit der positiven Wirkung von Vitamin D bestehen (Ng, K. u.a., 2008). Unklar ist jedoch noch, wie das Vitamin die Krebsentwicklung beeinflusst.

Vitamin D und Brustkrebs

Brustkrebs ist die häufigste Tumorerkrankung der Frau. Die genauen Ursachen sind noch nicht vollständig aufgeklärt. Die überwiegende Mehrheit erkrankt spontan, also ohne, dass sichere Ursachen ausgemacht werden können. Jedoch sind mittlerweile verschiedene Risikofaktoren bekannt, welche die Krankheit begünstigen. Einer der Faktoren betrifft auch eine zu fettreiche Ernährung.

Die Beobachtungen in Zusammenhang mit Brustkrebs und Vitamin D ähneln in gewisser Weise denen bei Darmkrebs. Eine Reihe von Studien konnte in den letzten Jahren eine Korrelation zwischen einem Vitamin-D-Mangel und Brustkrebs aufzeigen.

So wurde z. B. in einer großen US-Studie in einem Zeitraum von mehr als zwanzig Jahren nachgewiesen, dass eine höhere Sonnenexposition und eine höhere Aufnahme von Vitamin D mit der Nahrung das Brustkrebsrisiko deutlich mindern (John, E.M. u.a., 1999). Auch in einer weiteren Studie, die über 16 Jahre lief und an der mehr als 88 000 Frauen teilnahmen, zeigte sich ein ähnliches Ergebnis. Hier war die positive Wirkung allerdings auf die Frauen vor der Menopause beschränkt. Später hatte das Vitamin D keinen messbaren Einfluss mehr (Shin, M.H. u.a., 2002). Man fand auch heraus, dass diejenigen Frauen, die einen sehr hohen Calcidiol-Spiegel aufwiesen (130 nmol/L) ein um bis zu 50 Prozent reduziertes Risiko für Brustkrebs hatten, verglichen mit den Frauen, die es nur auf 32,5 nmol/L Calcidiol brachten. Um diese hohen Werte zu erreichen, sind aber tägliche Aufnahmen von 2 000 IE Vitamin D nötig, in Kombination mit einem kurzen Sonnenbad. Es handelt sich hier um Calcidiol-Level, die Bademeister oder Landwirte im Sommer erreichen (Garland, C.F. u.a., 2007).

In einer kanadischen Studie wurden spezifische Formen von Brustkrebs untersucht. Auch hier wies eine gute Vitamin-D-Versorgung auf eine deutlich geringere Erkrankungsrate hin (Blackmore, K. M. u.a., 2008).

Zu ähnlichen Ergebnissen kamen auch einige europäische Studien. Die Verbindung von Vitamin D mit reduziertem Brustkrebs-Risiko wurde in einer italienischen Forschungsarbeit nachgewiesen. Im Vergleich zu den schlecht versorgten Frauen kam es zu einer 20-prozentigen Reduktion der Krebserkrankung, wenn die Vitamin-D-Aufnahme sich im oberen Bereich bewegte. (Rossi, M. u.a., 2009)

In einer deutschen Studie wurden die Blutkonzentrationen an Calcidiol mit der Häufigkeit des Auftretens von Brustkrebs bei Frauen vor der Menopause verglichen. Auch hierbei kam heraus: Je besser die Vitamin-D-Versorgung ist, umso geringer ist das Krebsrisiko. Bei Calcidiol-Werten ab etwa 50 nmol/L gab es etwa 40 Prozent weniger Fälle (Abbas, S. u.a., 2009).

Spektakulär waren die Ergebnisse einer kanadischen Studie, die bisher nur auf einem Kongress (2008 ASCO Annual Meeting) veröffentlicht wurde. Es ist die erste Untersuchung, bei der die Verbindung eines Vitamin-D-Mangels mit der Entwicklung nach der Brustkrebs-Diagnose nachgewiesen werden konnte. Die 512 Teilnehmerinnen mit einem Durchschnittsalter von 50 Jahren wurden über einen Zeitraum von mehr als 10 Jahren nach der Brustkrebsdiagnose beobachtet. Es wurde gezeigt, dass ein optimaler Calcidiol-Spiegel im Blut vor Brustkrebs schützen kann. In der Studie zeigte sich, dass mehr als 75 Prozent der teilnehmenden Frauen mit Brustkrebsdiagnose einen Mangel aufwiesen. Im Vergleich zu den Frauen mit normalem oder optimalem Vitamin-D-Spiegel war das Risiko von Metastasen bei Vitamin-D-Mangel um 94 Prozent gesteigert. Auch erhöhte sich bei den Frauen mit schlechter Vitamin-D-Versorgung die Wahrscheinlichkeit um 73 Prozent, an dem Tumor zu sterben (Goodwin, P.J. u.a., 2008).

Eine ausreichende Vitamin-D-Versorgung scheint einen schützenden Effekt auf die Brustzellen zu haben und das Brustkrebsrisiko zu vermindern (Perez-Lopez, F.R. u.a., 2009).

Das VDR-Gen spielt eine sehr persönliche Rolle
Wie zu Beginn dieses Kapitels erwähnt, gibt es verschiedene Varianten (sogenannte genetische Polymorphismen) desjenigen Gens, das die Ausbildung des VD-Rezeptors im Detail betrifft.

In einigen Studien wurde gezeigt, dass das Brustkrebsrisiko tatsächlich ansteigt bei der Kombination von niedrigen Blutkonzentrationen an Calcidiol mit einer speziellen Variante des Vitamin-D-Rezeptor-Gens (Chen, W.Y. u.a., 2005). Weitere Untersuchungen sind erforderlich, um die Erkenntnisse zu vertiefen.

Vitamin D und Prostatakrebs

Prostatakrebs ist die Krebsart, die beim Mann am häufigsten auftritt. Die Ursachen sind bisher noch weitgehend unbekannt, aber man kennt bestimmte Faktoren, die das Risiko einer Prostatakrebserkrankung erhöhen. Neben Alter und Hormonen spielen genetische Faktoren sowie bestimmte Umwelteinflüsse, wie die Ernährung, eine Rolle. Auch sind Männer afrikanischen Ursprungs häufiger betroffen als Weiße oder Asiaten.

Aus Experimenten mit Zellen weiß man, dass Prostatazellen in der Lage sind, die aktive Vitamin-D-Form, das Calcitriol, unabhängig von der Niere selbst herzustellen. Ebenso befindet sich der Vitamin-D-Rezeptor (VDR) sowohl auf gesunden Prostatazellen als auch auf Krebszellen. Calcitriol kontrolliert u.a. das unkontrollierte Zellwachstum. In der Bevölkerung gibt es nun verschiedene Varianten (genetische Polymorphismen) des VDR-Gens, das für den Aufbau des Rezeptors zuständig ist. Hierbei fallen große Unterschiede zwischen ethnischen Gruppen auf. Auch scheint es bei einer Disposition für Krankheiten wie Krebs von Bedeutung zu sein. Weitere Forschungen hierzu sind im Gange.

Doch richten wir nun unsere Blick weg von der Zellebene und hin zu Humanstudien auf dem Gebiet von Prostatakrebs und Vitamin D. Die Ergebnisse sind teilweise vielversprechend, teilweise aber auch widersprüchlich.

Die Sonne schützt die Prostata

Bereits 1990 fiel US-amerikanischen Forschern auf, dass es – wie auch in den anderen hier beschriebenen Beispielen – offenbar einen Zusammenhang gibt zwischen der täglichen Menge an Sonnenstrahlen und der Chance, Prostatakrebs zu überleben. Die Sterblichkeit an Prostatakrebs stieg an, wenn sich die Männer weniger häufig der Sonne ausgesetzt hatten (Schwartz, G.G. u. Hulka, B.S., 1990). Interessant ist auch, dass männliche Kinder und Jugendliche, die sich zu wenig in der Sonne aufhalten, später ein wesentlich größeres Risiko eingehen, an Prostata-Krebs zu erkranken (John, E.M. u.a., 2007). Prof. Michael Holick, einer der Pioniere in der Vitamin-D-Forschung schätzt, dass auf jeden Mann, der durch Hautkrebs stirbt (verursacht durch extreme Sonnenbäder), etwa 55 bis 60 Männer kommen, die aufgrund von Sonnenmangel an Prostatakrebs sterben!

Vitamin D hält PSA unter Kontrolle

In Kanada wurde in einer Pilotstudie gezeigt, dass eine Behandlung mit 2 000 IE Vitamin D pro Tag den PSA-Level im Blut von an Prostatakrebs erkrankten Männern reduzierte oder ein weiteres Ansteigen verhinderte (Woo, T.C. u.a., 2005). Die Männer wurden über zwei Jahre behandelt, ohne dass unerwünschte Nebenwirkungen auftraten. Das PSA ist das sogenannte „prostataspezifische Antigen". Bei bestehendem Prostatakrebs wird der PSA-Wert regelmäßig kontrolliert, um das Krebswachstum zu beobachten und den Erfolg der Therapie zu messen.

Ist zu viel Vitamin D bei Prostatakrebs schädlich?

In einer großen finnischen Studie wurden 200 000 Blutproben von Männern aus Norwegen, Finnland und Schweden untersucht. Die Proben der an Prostatakrebs erkrankten Männer zeigten eine Kuriosität: Sehr niedrige (≤ 19 nmol/l) und hohe (≥ 80 nmol/l) Calcidiol-Werte konnten mit einem erhöhten Prostatakrebsrisiko in Verbindung gebracht werden. Es handelt sich um eine „u-förmige Verteilung" des Risikos. Die Gruppe, die mittlere Serumkonzentrationen (40–60 nmol/l) aufwies, hatte das geringste Risiko. Die Autoren spekulierten, dass hohe Vitamin-D-Level eine Art Resistenz der Prostatazellen auslösen könnten (Tuohimaa, P. u.a., 2004).

In einer hochqualitativen US-amerikanischen Studie wurde das Blut von 749 Männern mit Prostatakrebsdiagnose mit dem Blut von 781 gesunden Männern verglichen. Hier fanden die Forscher heraus, dass höhere Calcidiol-Werte nicht mit einem reduzierten Risiko verbunden sind. Im Gegenteil: Für höhere Konzentrationen wurden Hinweise gefunden, dass eine besonders aggressive Krebsart häufiger auftritt. Allerdings waren letztere Befunde statistisch nicht haltbar (Ahn, J. u.a., 2008).

Die Ergebnisse aus anderen Untersuchungen zeigen anderweitige Trends. In einer weiteren US-Studie wurden über einen Zeitraum von 18 Jahren fast 15 000 Männer (Ärzte) beobachtet, die anfänglich keine Krebsdiagnose hatten. 1 066 Probanden erkrankten in dieser Zeit an Prostatakrebs. Es wurde festgestellt, dass Männer mit Vitamin-D-Mangel und insbesondere Männer mit einem besonders hohen genetischen Risiko (VDR-Gen) wesentlich stärker gefährdet sind als Männer mit normalem oder optimalem Vitamin-D-Spiegel im Blut (Li, H. u.a., 2007).

Eine aktuelle Studie aus Norwegen, die mit 160 Krebspatienten durchgeführt wurde, zeigte erstaunliche Ergebnisse. Ist die Versorgung mit Vitamin D optimal (z. B. › 80 nmol/L Calcidiol), liegt die Überlebenschance bei Prostatakrebs um mehr als 80 Prozent höher im Vergleich zu den Männern, die einen niedrigen Calcidiol-Spiegel aufweisen (‹ 50 nmol/l). Bei Patienten, die sich einer Hormontherapie unterzogen, lag dieser Unterschied noch wesentlich höher (Tretli, S. u.a., 2009).

Vitamin D und die Prostata – bloß keine Panik!

Viele Wissenschaftler waren insbesondere über die Ergebnisse der amerikanischen Studie von Ahn enttäuscht (Ahn, J. u.a., 2008), da Zweifel an einem Zusammenhang zwischen Vitamin D und Prostatakrebs aufgekommen sind. Kann es sein, dass zu hohe Vitamin-D-Werte generell Prostatakrebs verursachen? Oder kommt es vielleicht auf das Stadium der Krebsentwicklung an? Viele Erklärungen sind möglich und neue Fragen kommen auf. Vielleicht verlieren die Krebszellen der Prostata die Fähigkeit, Calcitriol zu bilden und Vitamin D verliert so seine Wirkung? Vielleicht ist es auch so, dass der Vitamin-D-Status der gesamten Lebenszeit vor der Entwicklung des Prostatakrebses eine wichtige Rolle spielt. Dies ist natürlich in solchen Studien nicht nachvollziehbar. Wie aber passen die Ergebnisse dazu, dass viel Calcitriol im Blut die Überlebensrate steigert? Um all dies genauer herauszufinden, sind weitere Forschungen nötig. Auf jeden Fall sollten diese Daten keine Zweifel an den weit reichenden positiven Gesundheitseffekten von Vitamin D aufkommen lassen. Dazu gibt es sicher keine Berechtigung und eine Vitamin-D-Versorgung in einem Bereich von 40–60 nmol/l Calcitriol hat positive Auswirkungen gezeigt. Diese Werte erreicht der Großteil der Bevölkerung im Vitamin-D-Mangelland Deutschland zurzeit jedoch noch nicht.

Weitere Überlegungen zum Thema Vitamin D und Krebserkrankungen

Bisher haben die Forscher mindestens 18 verschiedene Krebsarten ausgemacht, die bei Menschen mit ungenügender Vitamin-D-Versorgung häufiger auftreten. Dazu zählen so verbreitete Krebsleiden wie Brust-, Darm- und Prostatakrebs. Aber auch bei den folgenden Krebsarten vermutet man einen Zusammenhang mit Vitamin D: Harnblasen-, Lungen-, Speiseröhren-, Magen-, Eierstock-, Nieren-, Gebärmutter- und Gebärmutterhals-, Lymphdrüsen-, Gallenblasen-, Kehlkopf- und Mundhöhlen- sowie Bauchspeicheldrüsenkrebs.

Die schützende Wirkung von Vitamin D lässt sich biologisch plausibel erklären und wird unterstützt durch die Tatsache, dass wenigstens 200 Gene des Menschen über Vitamin D direkt aktiviert werden. Auch das VDR-Gen scheint eine Rolle zu spielen. Nicht nur der Mangel an Vitamin D, sondern auch die Art und Weise, wie der Körper Vitamin D „verarbeitet", dürfte eine wichtige Rolle bei der Tumorentstehung spielen.

Obwohl es eine fast unüberschaubare Menge an Studien zu dem Thema gibt, sind sogenannte randomisierte, placebokontrollierte prospektive Studien noch selten. Diese gelten als der goldene Standard zum Nachweis, dass ein Wirkstoff den gewünschten Nutzwert bringt. Auch sind einige der Daten widersprüchlich, was in der medizinischen Forschung aus den verschiedensten Gründen keine Seltenheit ist.

Aber eines erscheint jetzt schon klar: Die Vielzahl der positiven Daten kann nicht nur auf Zufall beruhen und die Wirkung von Vitamin D kann plausibel erklärt werden. Eine ausreichende

Vitamin-D-Versorgung ist eine gute Strategie, um einen schützenden Effekt zu erreichen (Perez-Lopez, F.R. u.a., 2009). „Viel hilft viel" ist nicht der richtige Weg und eine Kontrolle des Calcitriol-Spiegels ist wünschenswert. Als Ziel ist der Bereich zwischen 40–60 nmol/L anzustreben.

… VAK vital

Vitamin D und Herz-Kreislauf-Erkrankungen

Der Bereich der Erkrankungen des Herzens und des Blutkreislaufs ist breit gefächert und beinhaltet u.a. Herzkranzgefäßerkrankungen, Herzinsuffizienz (Herzmuskelschwäche), Schlaganfall und Bluthochdruck. In den meisten industrialisierten Ländern stellen diese Krankheiten direkt oder indirekt die Haupttodesursache dar. Wahrscheinlich ist sich jeder Leser bewusst, dass es neben genetischen Risikofaktoren auch Faktoren gibt, die jeder selbst kontrollieren bzw. beeinflussen kann. Hierzu gehören z. B. Rauchen, erhöhte Blutfette durch zu fettreiche Ernährung (Cholesterin und Triglyzeride), hoher Blutdruck, Übergewicht, einseitige Ernährung, Bewegungsmangel und Stress.

Der Zusammenhang zwischen Herzleiden und Vitamin D ist bisher noch nicht so intensiv erforscht wie im Fall der Knochengesundheit. Doch gibt es schon jetzt mehr als interessante Ergebnisse, die wir Ihnen nicht vorenthalten wollen.

Vitamin D und das Risiko am Herz-Kreislauf-System zu erkranken

Vitamin-D-Mangel kann das Risiko für Herz-Kreislauf-Erkrankungen erhöhen. In einer amerikanischen Kleinstadt, die sich auf demselben Breitengrad wie die italienische Toskana befindet,

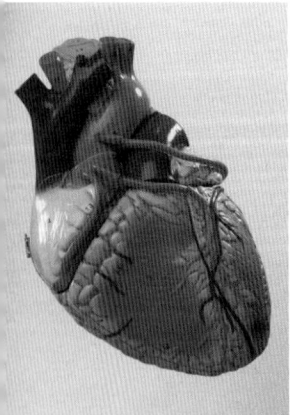

wurde erneut festgestellt, dass nur zehn Prozent der durchschnittlich 59 Jahre alten Teilnehmer einer Studie eine optimale Vitamin-D-Konzentration im Blut hatte. Man beobachtete, dass die Studienteilnehmer mit Vitamin-D-Mangel (<15 ng/ml) in den mehr als 5 Jahren der Nachbeobachtung zu 62 Prozent häufiger am Herzen erkrankten. Dieses Risiko war ausschließlich auf Menschen mit Bluthochdruck beschränkt, die bei Vitamin-D-Mangel mehr als doppelt so häufig ein ernsthaftes Problem mit ihrem Herz-Kreislauf-System hatten. Hierbei kam es z. B. zu einem Herzinfarkt, Schlaganfall oder anderen akuten Ereignissen. Die Teilnehmer mit normalem Blutdruck gingen hingegen kein erhöhtes Risiko ein (Wang, T.J. u.a., 2008).

Trotz dieser eindrucksvollen Ergebnisse, die offenbar darauf schließen lassen, dass Vitamin D Patienten mit Bluthochdruck schützt, empfehlen die Kardiologen bislang noch keine Gabe von Vitamin D als Therapie. Einer der Gründe ist, dass der Zusammenhang zwischen Herzerkrankungen und Vitamin-D-Mangel nicht kausal ist. Dies ist typisch für Beobachtungsstudien, die zwar eine Verbindung zwischen den Parametern feststellen, aber nicht nachweisen können, ob eine eindeutige Ursache-Wirkungs-Beziehung besteht. Viele Mediziner geben keine Empfehlung, solange keine placebokontrollierte Studie den direkten Zusammenhang zwischen einer Vitamin-D-Gabe und einer Herzerkrankung im Vergleich zu einer unwirksamen Zuckerpille misst. Allerdings wird eine ausgewogene Ernährung propagiert, die auch eine erhöhte Vitamin-D-Zufuhr durch z. B. Fisch beinhaltet.

Vitamin D und Bluthochdruck

Hoher Blutdruck gehört zu den Risikofaktoren für Folgekrankheiten des Herz-Kreislauf-Systems. Seine Ursachen können oft nicht geklärt werden. Calcitriol, das aktive „D-Hormon", ist an der Regulierung des Angiotensin-Aldosteron-Systems beteiligt. Dieses wiederum steuert den Blutdruck. Somit liegt es nahe, dass Vitamin D auch zur Vorbeugung und Behandlung von Bluthochdruck nützlich sein könnte. Auch besitzen die Blutgefäße und das Herz den Vitamin-D-Rezeptor (VDR), was ein weiterer Hinweis auf die regulierende Rolle von Vitamin D ist.

Tatsächlich wurde in den vergangenen Jahren immer wieder ein Zusammenhang zwischen Vitamin-D-Mangel und Bluthochdruck beobachtet. Menschen mit dunkler Hautfarbe und Menschen, die in den höheren Breitengraden leben, zeigten ein erhöhtes Risiko für hohen Blutdruck (Holick, M.F., 2005b). Ihre Vitamin-D-Versorgung ist in den meisten Fällen nicht ausreichend.

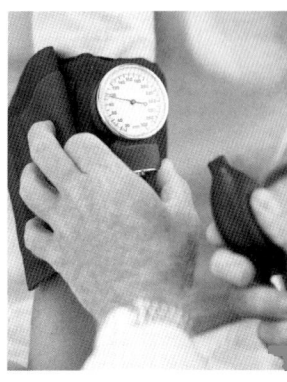

Auch in einer Studie mit Bluthochdruck-Patienten wurde eine überraschende Beobachtung gemacht: Bestrahlte man sie über einen Zeitraum von drei Monaten dreimal wöchentlich für ein paar Minuten mit UV-B-Strahlen, stiegen durch die vermehrte Vitamin-D-Synthese in der Haut ihre Calcidiol-Werte um 180 Prozent an. Gleichzeitig normalisierte sich ihr Blutdruck (Krause, R. u.a., 1998). Ebenso zeigte sich, dass eine Kurzzeittherapie mit Kalzium (1 200mg) und Vitamin D (800 IE) über 8 Wochen für ältere Damen mit Bluthochdruck bereits eine Blutdrucksenkung um etwa 9 Prozent bewirkte. Die alleinige Gabe von Kalzium war nicht so effektiv (Pfeifer, M. u.a., 2001). Eine neuseeländische Studie analysierte die Daten von mehr als 12 000 Fällen und konnte ebenso zeigen, dass dunklere Haut zu einem geringeren Vitamin-D-Status im Blut führt, was wiederum an eine Erhöhung des Blutdrucks gekoppelt ist (Scragg, R. u.a., 2007).

In einer sehr aktuellen Langzeituntersuchung wurden 1484 anfangs gesunde Frauen im Alter zwischen 32 und 52 Jahren beobachtet. Auch nachdem alle anderen Faktoren, die mit dem Blutdruck in Verbindung gebracht wurden, herausgerechnet wurden, zeigte sich im Vergleich zu den gut versorgten Frauen eine um 66 Prozent erhöhte Wahrscheinlichkeit an Bluthochdruck zu erkranken, wenn der Vitamin-D-Spiegel niedrig war (Forman, J.P. u.a., 2008). Kurz vor der Publikation dieser Studie waren die Ergebnisse der *Women's Health Initiative* erschienen, die einen Zusammenhang zwischen Vitamin D und Blutdruck verneinte. Allerdings haben hier viele Experten unbeabsichtigte methodische Schwierigkeiten festgestellt, sodass diese Ergebnisse in der Fachwelt nicht unbedingt akzeptiert werden.

Zusammenfassend kann man feststellen, dass die Datenlage noch nicht eindeutig genug ist, um abschließend zu bestimmen, ob Vitamin D Bluthochdruck vorbeugen oder ihn behandeln kann. Doch zeigen die bisherigen Untersuchungen einen interessanten Trend auf, der wieder einmal eine ausreichende Vitamin-D-Versorgung mehr als wünschenswert macht.

Vitamin D und schwaches Herz (Herzinsuffizienz)

Man schätzt, dass etwa 15 Millionen Deutsche an einem schwachen Herzen leiden. Insbesondere ältere Menschen sind davon betroffen, dass der Herzmuskel nicht mehr genügend Blut in den Kreislauf pumpt. Meistens sind Bluthochdruck und

Durchblutungsstörungen des Herzens (koronare Herzerkrankung) die häufigsten Ursachen für einen schwachen Herzmuskel.

Eine Studie hat bereits im Jahr 2003 gezeigt, dass Vitamin D bei der Herzmuskelschwäche eine wichtige Rolle spielt. Vitamin D bewirkt den Anstieg entzündungshemmender Substanzen im Blut und unterdrückt gleichzeitig entzündungsfördernde Substanzen. Dies erklärt offenbar seine Wirkung in Bezug auf die Herzinsuffizienz, die durch eine schlechte Versorgung mit Vitamin D gefördert wird. Das Krankheitsbild wird fast immer durch die verstärkte Ausschüttung entzündungsfördernder Substanzen verschlechtert. Hier greift Vitamin D ein und wirkt diesem Prozess entgegen. In der Studie wurden 54 Patienten mit Herzschwäche mit 34 gesunden Kontrollpersonen verglichen. Die Personen mit Herzinsuffizienz hatten bis zu 50 Prozent niedrigere Calcidiol-Werte im Blut als die Kontrollgruppe, und der Schweregrad der Erkrankung korrelierte mit dem Ausmaß des Vitamin-D-Mangels (Zittermann, A. u.a., 2003).

Kann Vitamin D einen frühzeitigen Tod verhindern?

Bisher haben wir eine Reihe von Beispielen gesehen, die eine positive Verbindung von gesunden Vitaminspiegeln mit einem geringeren Krankheitsrisiko zeigen. Dies hat zwei Wissenschaftler aus Frankreich und Italien dazu bewegt, die Daten von 18 Studien auszuwerten, die sich mit Vitamin D als Nahrungsergänzung beschäftigt hatten (Autier, P. u. Gandini, S., 2007). Die Analyse beinhaltete Daten von mehr als 57 000 Studienteilnehmern. In der Beobachtungszeit von fast 6 Jahren starben 4777 der Probanden. Die zusätzliche Vitamin-D-Aufnahme durch Tabletten lag durchschnittlich bei etwa 500 IE Vitamin D pro Tag (zwischen 300 und 2000 IE). Das Ergebnis ist erstaunlich: Menschen, die ihrem Körper zusätzlich zur Nahrung Vitamin D zuführten, wiesen ein um sieben Prozent niedrigeres frühzeitiges Sterberisiko auf als diejenigen, die keine Nahrungsergänzungsmittel einnahmen. Hierbei konnte leider nicht festgestellt werden, warum die zusätzliche Vitamin-D-Gabe diesen positiven Effekt zeigte.

Ein Jahr später bestätigten andere Wissenschaftler den Zusammenhang zwischen Vitamin-D-Mangel und einem erhöhten Risiko für die Gesamtsterblichkeit wie auch für Herz-Kreislauf-Erkrankungen. In der Studie wurden die Daten von 3200 Männern und Frauen ausgewertet, die über einen Zeitraum von 8 Jahren aufgezeichnet wurden. Das Durchschnittsalter der Studienteilnehmer lag zu Beginn bei 62 Jahren. Im Laufe der Untersuchung verstarben 737 Personen. Die Konsequenzen des Vitamin-D-Mangels waren fatal: Aus der Gruppe der Teilnehmer mit den niedrigsten Vitamin-D-Spiegeln starben fast doppelt so viele wie aus der Gruppe mit den höchsten Werten (Dobnig, H. u.a., 2008).

Vitamin D und die Gesundheit der Seele

Die Sonne beeinflusst unsere Stimmung positiv

Der Genuss von Sonnenstrahlen wirkt sich positiv auf unsere Stimmung aus. Das kann jeder aus eigener Erfahrung bestätigen. Bei vielen Menschen kann es andererseits auf die Laune schlagen, wenn ab Herbst die Tage kürzer werden und die Sonne für einige Monate ein seltener Gast wird. Millionen Deutsche leiden an der sogenannten SAD (Seasonal Affective Disorder), auch Winter-Depression genannt. Zwei Drittel der Betroffenen sind Frauen im Alter zwischen 30 und 50 Jahren. Typische Symptome sind Müdigkeit, Antriebslosigkeit, Ängstlichkeit und eine allgemein traurige Stimmung. Als Hauptursache gilt der Mangel an natürlichem Tages- und Sonnenlicht. Es ist also eigentlich eine „Lichtmangel-Depression". Das natürliche Licht steuert nämlich die innere Uhr, unseren Schlaf- und Wach-Rhythmus. Bekommt unser Körper zu wenig Sonnenlicht, erzeugt die nachtaktive Zirbeldrüse im Kopf bereits tagsüber das Schlafhormon Melatonin. Der Körper schaltet so dann praktisch schon mitten am Tag auf Schlafen um. Müdigkeit und Depression sind die Folge. Normalerweise verschwinden die Symptome, sobald es Frühling wird und die Sonne wieder häufiger vom Himmel lacht.

Doch für viele Betroffene ist der Zeitraum einfach zu lang und ihre Lebensqualität wird in der dunklen Jahreszeit drastisch verschlechtert. Manchmal können sich sogar organische Leiden daraus entwickeln. Typischerweise sind es Störungen des vegetativen Nervensystems, Kopfschmerzen, Konzentrationsstörungen, Verdauungsprobleme oder auch Haarausfall, die dann zu schaffen machen. Als Therapie wird neben der medikamentösen Behandlung mit Antidepressiva heute oft auch die Lichttherapie eingesetzt. Eine sogenannte „Vollspektrum-Lampe" liefert ein Licht, das dem der Sonne nachempfunden ist.

Hilft Vitamin D den Winterblues zu bekämpfen?

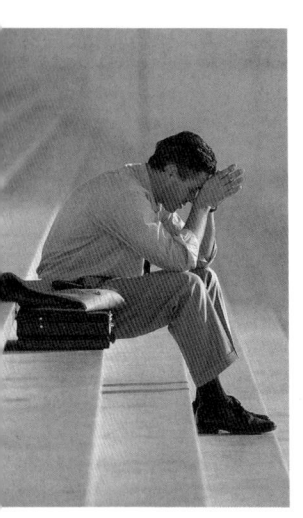

Der Zusammenhang zwischen der Lichttherapie und Vitamin D mag manchem Leser nun mehr als logisch erscheinen. Und tatsächlich scheint das Sonnenvitamin neben seinen zahlreichen anderen Funktionen offenbar auch einen nicht unerheblichen Effekt auf die psychische Befindlichkeit des Menschen zu haben. In einer Studie wurde kürzlich nachgewiesen, dass es einen Zusammenhang zwischen Vitamin-D-Mangel und einer gedrückten Stimmung gibt (Wilkins, C.H. u.a., 2006).

Die aktive Gabe von Vitamin D scheint auch positive Ergebnisse in dieser Richtung zu bringen. In einer kanadischen Studie wurde gezeigt, dass die tägliche Einnahme von 4 000 IE Vitamin D über die Wintermonate zu einem deutlich höheren Wohlbefinden führte, als die Einnahme von 600 IE (Vieth, R. u.a., 2004). In höheren, aber einmaligen Dosierungen (100 000 IE) konnte ebenso eine deutliche Verminderung der depressiven Symptome erreicht werden. Die Ergebnisse waren sogar besser als die, welche mit einer Lichttherapie erreicht wurden (Gloth, F.M. u.a., 1999).

Allerdings wurden diese Ergebnisse nicht bestätigt, als eine Gruppe von mehr als 900 Frauen im Alter von über 70 Jahren mit 800 IE Vitamin D gegen den „Winterblues" behandelt wurde. Es konnte leider gegenüber der Kontrollgruppe keine Verbesserung der Stimmung nachgewiesen wurden (Dumville, J.C. u.a., 2006).

Hilft Vitamin D auch bei anderen depressiven Verstimmungen?

In Deutschland leiden schätzungsweise fünf Prozent der Bevölkerung an einer behandlungsbedürftigen Depression. Die Symptome schließen eine Reihe von körperlichen und psychischen Störungen ein. Hier sind z. B. Schlafstörungen, Kraftlosigkeit, Antriebsschwäche, Kopf- und Rückenschmerzen, Schwindel und Verdauungsstörungen zu nennen. Eine Depression ist kein „Schnupfen" und gehört auf jeden Fall in ärztliche Behandlung. Glücklicherweise ist die Krankheit in den meisten Fällen gut behandelbar.

Die biochemischen Zusammenhänge bei einer saisonabhängigen Depression sind denen anderer depressiver Erkrankungen in vielen Fällen ähnlich. In einigen Studien wurde ein Zusammenhang zwischen schlechter Vitamin-D-Versorgung und einem Stimmungstief beobachtet. Auch wurde Vitamin D eine Rolle in der Therapie von depressiven Zuständen zugeteilt (Berk, M. u.a., 2007).

So konnte in einer aktuellen holländischen Studie mit mehr als 1200 Senioren gezeigt werden, dass die Vitamin-D-Spiegel bei den 169 Teilnehmern, die an einer Depression litten, um

14 Prozent niedriger waren als bei den nicht-depressiven Probanden (Hoogendijk, W.J. u.a., 2008). Andererseits zeigten die Blutanalysen von mehr als 3 000 chinesischen Probanden, dass der Calcidiol-Gehalt nicht eindeutig mit den depressiven Symptomen korreliert (Pan, A. u.a., 2009). Hingegen brachte eine erhöhte Zufuhr von Kalzium und Vitamin D ein deutlich vermindertes Risiko für das Auftreten des prämenstruellen Syndroms (PMS) (Bertone-Johnson, E.R. u.a., 2005). PMS bezeichnet die im Monatszyklus auftretenden Beschwerden bei Frauen, die vier Tage bis zwei Wochen vor dem Eintreten der Regelblutung einsetzen und die nach der Menopause meist verschwinden. Eines der Leitsymptome ist eine depressive Stimmungslage.

Die Datenlage in Bezug auf Vitamin D und depressive Erkrankungen ist zurzeit noch widersprüchlich und weitere Untersuchungen sind erforderlich. Ursachen für diese unbefriedigende Situation sind unter anderem, dass es nur wenige Studien gibt und nicht alle Studien placebokontrolliert waren, die Behandlungsdauer sehr kurz war und es nur eine relativ kleine Zahl an Probanden gab. Nicht so einfach wie die Messung des Vitamin-D-Spiegels im Blut ist auch, die Daten richtig zu interpretieren. Es erinnert ein wenig an die Frage, ob zuerst das Huhn oder das Ei da war. Sind die verringerten Messwerte nun die Ursache der depressiven Erkrankung? Oder ist es genau umgekehrt? Ist die Vitamin-D-Versorgung schlecht, weil die Menschen aufgrund ihrer schlechten Stimmungslage kaum noch nach draußen gehen? Mittlerweile gibt es aber schon Hinweise darauf, dass ein Vitamin-D-Mangel auch den Stoffwechsel im Gehirn unmittelbar negativ beeinflusst. In Zukunft müssen weitere Studien durchgeführt werden, um diese Fragen im Detail klären zu können. Unabhängig davon gilt, wie auch bereits in den vorhergehenden Kapiteln festgestellt wurde, dass eine optimale Vitamin-D-Versorgung auf jeden Fall angestrebt werden sollte.

Vitamin D und Autismus

Autismus ist eine sehr komplexe Kontaktstörung, die sich durch eine starke Selbstbezogenheit und damit verbundenen Störungen im zwischenmenschlichen Verhalten und in der Kommunikation auszeichnet. Bei den betroffenen Kindern bemerkt man häufig schon im Säuglingsalter, dass sie kaum den Kontakt zu Ihren Eltern suchen. Während der Kindheit fällt dann auf, dass sie das typische Nachahmungsverhalten nicht zeigen und auch wenig Interesse an anderen Kindern haben. Auch die Sprachentwicklung ist beeinträchtigt. Statistisch erkranken zwei bis vier von 10 000 Kindern an Autismus. Jungen sind hierbei dreimal häufiger betroffen als Mädchen. Je nach Ausprägung der Symptome werden verschiedene Unterformen unterschieden. Die Therapie ist sehr aufwendig und schließt verschiedene Verfahren wie Verhaltenstraining, Medikamente, Logopädie und Krankengymnastik ein. Je früher jedoch eine autistische Störung erkannt wird, desto eher können die betroffenen Kinder individuell behandelt und gefördert werden.

Warum der Autismus auftritt, wurde bis heute nie vollständig geklärt. Es werden hauptsächlich biologische Faktoren dafür verantwortlich gemacht. Genetische, biochemische und neurologische Faktoren scheinen im Vordergrund zu stehen. Eine psychologische Auslösung der Krankheit durch z.B. abweisendes Verhalten der Eltern ist nur in sehr speziellen Fällen von Bedeutung. Doch wie ist nun Vitamin D mit dieser „Kontaktkrankheit" in Verbindung zu bringen?

Vitamin D könnte auch bei der Entstehung von Autismus eine Rolle spielen

Das Sonnenvitamin spielt bei der Entwicklung des Gehirns eine zentrale Rolle, da es offenbar das Nervenwachstum im Gehirn unterstützen kann. In vielen Gewebeabschnitten des Gehirns wird der Vitamin-D-Rezeptor schon sehr früh ausgebildet. Deshalb ist es auch sehr wichtig, dass die Mütter während der Schwangerschaft über eine gute Vitamin-D-Versorgung verfügen (Kalueff, A. V. and Tuohimaa, P., 2007). Schon vor einigen Jahren suchte man bereits nach einem Zusammenhang zwischen Autismus und Vitamin-D-Mangel. Es fiel auf, dass die Fallzahlen von Autismus parallel zu dem Problem der weltweiten Vitamin-D-Defizienz anstiegen. Diese Vermutungen wurden kürzlich durch eine neue Studie wiederbelebt.

Ein schwedisches Forscherteam fand heraus, dass das Auftreten von Autismus und ähnlichen Erkrankungen bei Immigranten aus Somalia – verglichen mit der Restbevölkerung von Stockholm – drei- bis viermal häufiger war. Bei dieser Studie wurden fast 2500 Kinder untersucht, die zwischen 1988 und 1998 in Stockholm geboren wurden. Hierbei wurden die Eltern und die Lehrer befragt, ob die Kinder entsprechende Verhaltensauffälligkeiten entwickelten (Barnevik-Olsson, M. u.a., 2008). Aufgrund der hohen Betroffenheit der somalischen Kinder spricht die somalische Bevölkerung dort von der „Schwedischen Krankheit". Nun war diese Beobachtung kein Einzelfall. Auch im Bundesstaat Minnesota, wo etwa 60.000 somalische Immigranten leben, ist die Situation der in Schweden sehr ähnlich. In Somalia selbst ist die Krankheit so unbekannt, dass man noch nicht einmal einen Namen dafür hat. Wie konnte es also zu dieser drastischen Veränderung nach der Einwanderung in diese Länder kommen?

Vitamin D könnte auch bei der Entstehung von Autismus eine Rolle spielen

Die Wissenschaftler vermuten, dass der Sonnenmangel in den nordischen Ländern dafür verantwortlich ist. Gerade die Menschen aus Somalia – mit ihrer dunklen Haut – können unter diesen Bedingungen ihren Vitamin-D-Bedarf durch die schwache Sonnenstrahlung kaum mehr decken. In diesem Zusammenhang ist auch interessant, dass weiße und lateinamerikanische Kinder, die in regenreicheren Regionen in den USA leben, doppelt so häufig von Autismus betroffen sind, wie Kinder in trockeneren Regionen. Auch hier vermuten die Forscher, dass ein Zusammenhang mit der Vitamin-D-Versorgung bestehen könnte (Waldman, M. u.a., 2008).

Ob es nun tatsächlich am Vitamin D liegt, ist zunächst mal eine Theorie (Cannell, J. J., 2008). Viele andere Faktoren könnten hier von Bedeutung sein und als Erklärungsansatz dienen. Entsprechende klinische Studien sind notwendig, um weitere Details zu klären. Zur Zeit läuft eine Pilotuntersuchung in den USA, bei denen 150 schwangere Frauen, die bereits ein an Autismus erkranktes Kind haben, pro Tag 5 000 IE Vitamin D erhalten. Sollten die Ergebnisse einen Hinweis auf eine erfolgreiche Behandlung mit Vitamin D ergeben, werden größere Studien folgen. Wollen wir das Beste hoffen!

Vitamin D und Autoimmunerkrankungen

Es gibt eine Vielzahl von Krankheiten, die in den Bereich der Autoimmunerkrankungen fallen. Bei diesen Erkrankungen richtet sich das körpereigene Immunsystem nicht gegen Eindringlinge von außen (z. B. gegen Bakterien, Viren) sondern gegen den Körper selbst. Die Gründe für diese Art von Entgleisungen der Immunabwehr sind in den wenigsten Fällen bekannt. Auch ist die Behandlung schwierig und in der Regel ist man auf die Linderung der Symptome beschränkt.

Multiple Sklerose

Multiple Sklerose, häufig auch einfach „MS" genannt, ist eine chronische neurologische Erkrankung. Es kommt zu Entzündungen und Schädigungen des schützenden Gewebes über den Nervenfasern (Myelin) und anderer Zellen des zentralen Nervensystems mit Gehirn und Rückenmark. Durch die Schädigung des Gewebes wird die Übertragung von Nervensignalen gestört und kann so das normale Empfinden, die Beweglichkeit und das Denkvermögen negativ beeinflussen. Der Verlauf und das Beschwerdebild sind von Patient zu Patient sehr unterschiedlich. Daher nennt man MS auch die „Krankheit mit 1 000 Gesichtern": Es kann manchmal Jahre dauern, bis die Diagnose eindeutig feststeht. Unter einem „MS-Schub" versteht man das Auftreten von einem oder mehreren (multiplen) Entzündungsherden mit entsprechenden körperlichen Störungen und Ausfällen. Nach einem solchen Schub kann die normale Funktion nach ein paar Tagen entweder wieder hergestellt werden oder das entzündete Nervengewebe vernarbt (sklerosiert).

Vitamin D als Immunmodulator bei Multipler Sklerose

Seit einiger Zeit wird Vitamin D auch im Rahmen der Immunregulation bei MS diskutiert. In Zell- und Tierexperimenten wurde eindeutig nachgewiesen, dass Vitamin D eine antientzündliche Immunantwort bewirkt. Insbesondere scheinen die T-Zellen verstärkt regulatorisch bei der Immunantwort einzugreifen – Vitamin D wirkt als Immunmodulator (Smolders, J. u.a., 2008a).

Es wurde auch beobachtet, dass die Krankheit dort, wo die Bevölkerung sich viel dem Sonnenlicht aussetzt, sehr selten ist (Kragt, J. u.a., 2009). Weiterhin wurde eine schlechte Vitamin-D-Versorgung mit einer hohen MS-Rate in Verbindung gebracht (Munger, K. L. u.a., 2006).

In einer holländischen Studie wurde der Calcidiol-Spiegel im Blut von 267 MS-Patienten über einen Zeitraum von fünf Jahren gemessen. Die Daten wurden dann mit der Krankheitsentwicklung der Patienten verglichen. Es zeigte sich, dass die Patienten mit hohem Vitamin-D-Spiegel einen deutlich milderen Krankheitsverlauf aufwiesen im Vergleich zu den schlechter Versorgten. Auch kam es zu weit weniger Rückfällen als bei Patienten mit Vitamin-D-Mangel (Smolders, J. u.a., 2008b).

Ähnlich liegend die Daten einer kanadischen Studie: Die Zeit zwischen den MS-Schüben konnte bei verstärkter UV-Bestrahlung, die mit einer Verbesserung des Vitamin-D-Status einhergeht, deutlich verlängert werden. Ebenso ließen sich Atemwegsinfekte deutlich reduzieren, die durch MS verursacht wurden (Tremlett, H. u.a., 2008).

Der Zusammenhang zwischen der Sonneneinstrahlung und dem Risiko, an MS zu erkranken, wurde bisher lediglich aus Beobachtungsdaten angenommen. Weitere Untersuchungen sind nun notwendig, um die Ergebnisse zu bestätigen und auch um zu klären, ob und inwieweit eine zusätzliche Aufnahme des Vitamins in Form von Vitaminpräparaten das MS-Risiko beeinflussen kann.

Rheumatoide Arthritis

Bei Rheuma oder Rheumatoider Arthritis handelt es sich um chronische Entzündungen der Gelenke, die durch eine Fehlsteuerung des Immunsystems ausgelöst werden. Diese Erkrankung kann alle Altersgruppen betreffen, tritt vermehrt bei Frauen auf und ist durch starke, anhaltende Schmerzen charakterisiert. Die Rheumatoide Arthritis ist nicht heilbar, kann aber durch Medikamente kontrolliert werden. Eine frühzeitige Therapie ist sehr wichtig, um die Zerstörung der Gelenke zu verhindern. In schlimmen Fällen verformen sich die Gelenke und deren Funktion wird stark eingeschränkt. Behinderungen und Invalidität können weitere Folgen sein. In Deutschland leiden rund 800 000 Menschen (ein Prozent) an Rheumatoider Arthritis.

Vitamin D und Rheumatoide Arthritis
Vitamin D spielt eine Rolle bei Entzündungsprozessen und Autoimmunerkrankungen. Somit liegt auch eine Verbindung zwischen Sonnenvitamin und Rheumatoider Arthritis nahe. Tatsächlich konnte kürzlich gezeigt werden, dass Patienten mit

rheumatischen Erkrankungen einen sehr niedrigen Spiegel an Calcidiol aufweisen (Mouyis, M. u.a., 2008).

Auch wurde beobachtet, dass bei fast 30 000 Frauen im Alter von 55 bis 69 Jahren eine höhere Aufnahme von Vitamin D mit einem geringeren Risiko verknüpft war, an Rheumatoider Arthritis zu erkranken (Merlino, L.A. u.a., 2004).

Bisher fehlen wie im Fall von MS noch kontrollierte Studien, die einen direkten Rückschluss auf den therapeutischen Effekt von Vitamin D bei Rheumatoider Arthritis zulassen. Jedoch ist auch hier der Vitamin-D-Mangel weit verbreitet und eine zusätzliche Vitamin-D-Gabe ratsam, um dem Mangel entgegenzuwirken und den eventuell immunmodulierenden Effekt des Sonnenhormons auszunutzen (Leventis, P. u. Patel, S., 2008).

Vitamin D und Diabetes

Traubenzucker (Glukose) ist als Basis sehr wichtig für die Energiegewinnung in allen Zellen. Im Blut wird die Glukose-Konzentration daher streng hormonell geregelt. Beim Gesunden liegt der Blutzuckerspiegel nüchtern zwischen 80 und 100 mg/dl. Damit die Glukose aus der Nahrung in die Körperzellen gelangen kann, ist Insulin – ein Hormon der Bauchspeicheldrüse – notwendig. Deshalb steigt nach dem Essen auch die Insulinkonzentration im Blut an und sorgt dafür, dass der Zucker die Zellwände passieren kann. Zusätzlich übernimmt das Insulin auch Aufgaben im Fett- und Proteinstoffwechsel.

Bei der Zuckerkrankheit („Diabetes mellitus") handelt es sich um eine chronische Stoffwechselerkrankung, die zu einer dauerhaften Erhöhung der Glukosekonzentration im Blut führt. Dies hat langfristig fatale Folgen. Man kann hauptsächlich zwei Formen unterscheiden:

- Typ-1-Diabetes („Jugenddiabetes") entsteht durch die Zerstörung der Insulin produzierenden Zellen in der Bauchspeicheldrüse.
- Typ-2-Diabetes („Alterszucker") entsteht durch eine zunehmende Unempfindlichkeit der Zellen gegenüber dem Insulin.

Der Typ-1-Diabetes gehört zu den Autoimmunerkrankungen. Hier werden die Langerhans'schen Inseln (das sind spezielle Zellen der Bauchspeicheldrüse, die Insulin produzieren) durch körpereigene Reaktionen zerstört. Die Diagnose erfolgt meistens erst, wenn schon mehr als $3/4$ dieser Insulin produzierenden Zellen fehlen. Die Ursache für diese Abwehrreaktion gegen den eigenen Körper ist bislang unbekannt. Weltweit steigt die Zahl der neuen Fälle pro Jahr um drei Prozent an. Diese Erkrankung, die oft schon im Jugendalter auftritt, kann nur mit täglichen Gaben von Insulin kontrolliert werden. Eine Heilung gibt es aber nicht.

Der Typ-2-Diabetes ist eine sogenannte Zivilisationskrankheit, da die Hauptursache häufig in einer unausgewogenen Ernährung, Bewegungsmangel und Übergewicht liegt. Deswegen sind meistens ältere Mitmenschen („Altersdiabetes") davon betroffen. Erschreckend ist, dass sich heute diese Form des Diabetes zunehmend auch bei übergewichtigen Kindern und Jugendlichen findet. Der Typ-2-Diabetes, der etwa 90 Prozent aller Diabetes-Fälle insgesamt ausmacht, ist in der frühen Phase noch symptomfrei. Falls das Problem rechtzeitig erkannt wird, lässt es sich durch entsprechende Anpassung des Lebenswandels zumindest einige Jahre kontrollieren. Später ist dann aber auch die Einnahme von Medikamenten zur Blutzuckerregulierung und eventuell eine Insulintherapie erforderlich.

„Zuckerkranke" können heutzutage, trotz des chronischen Charakters der Krankheit, bei guter Disziplin in punkto Blutzuckerkontrolle und Therapie ein normales Leben führen. Wird die Glukosekonzentration nicht durch therapeutische Maßnahmen kontrolliert, kann dies schwere Folgen haben. Neben akuten, lebensbedrohlichen Situationen durch zu hohe oder zu niedrige Glukosespiegel gibt es eine Reihe von Folgeschäden, die hauptsächlich durch Veränderungen der Blutgefäße hervorgerufen werden. Daher haben Diabetiker auch ein erhöhtes Risiko an Herzinfarkt, Schlaganfall, Durchblutungsstörungen, Erblindung, Nierenversagen und Erektionsstörungen zu erkranken. Auch die Nerven werden durch den Zucker geschädigt, was die typischen Symptome wie Taubheitsgefühle und Gefühlsstörungen erklärt.

Welche Rolle spielt Vitamin D bei Diabetes?

In der Bauchspeicheldrüse gibt es Rezeptoren für das Vitamin-D-Hormon. Die Langerhans'schen Inselzellen der Pankreas benötigen für die normale Insulinausschüttung Vitamin D. Ein Mangel an Vitamin D kann daher mit eingeschränkter Glukosetoleranz einhergehen. Auch ist schon recht lange bekannt, dass Calcitriol einen Einfluss auf die sogenannten T-Zellen des Immunsystems hat. Bei einer Autoimmunreaktion, wie im Falle von Typ-1-Diabetes, sind diese Zelltypen verstärkt aktiv, werden aber durch das Calcitriol in ihrer Reaktionsstärke abgeschwächt. Calcitriol wirkt also immunsuppressiv. Die zahlreichen Erkenntnisse, die aus Zell- und Tierexperimenten stammen, lassen darauf schließen, dass es eine Verbindung zwischen Vitamin D und der Entstehung von Diabetes gibt. Hierzu gibt es auch einige interessante Beobachtungsstudien.

Vitamin D reduziert das Risiko, an Typ-1-Diabetes zu erkranken

In Finnland ist das Risiko, in der Kindheit an Diabetes Typ I zu erkranken, dreimal höher als in Deutschland. Dies wurde zunächst mit den vermehrten klimatisch-bedingten Infektionen in Verbindung gebracht. Neue Studienergebnisse lassen nun einen Zusammenhang zwischen dem Mangel an Sonnenlicht bzw. einem Vitamin-D-Mangel und der Autoimmunerkrankung vermuten.

Mehr als 12 000 finnische Kinder, geboren im Jahre 1966, wurden über einen Zeitraum von 30 Jahren beobachtet. Es konnte gezeigt werden, dass die Einnahme von Vitamin D die Häufigkeit von Typ-1-Diabetes um 80 Prozent senken kann. In der Studie erhielten die Kinder im 1. Lebensjahr 2 000 IE Vitamin D, jedoch ist nicht klar, wie hoch die Vitamin-D-Aufnahme im weiteren Kindes- und Jugendalter war. In diesem Zusammenhang ist aber auch folgende Beobachtung interessant: Anfang der 1960er-Jahre wurden in Finnland 4 000 bis 5 000 IE Vitamin D pro Tag verabreicht und dann aus verschiedenen Gründen bis heute auf etwa 400 IE reduziert. Gleichzeitig mit der Senkung der Vitamin-D-Empfehlung kam es dort in den letzten vier Jahrzehnten auch wieder zu fünfmal so vielen Diabetes-Erkrankungen (Hypponen, E. u.a., 2001).

In einer englischen Studie wurde ebenso festgestellt, dass Vitamin D einen reduzierenden Effekt auf Typ-1-Diabetes hat. Daten aus mehreren europäischen Staaten wurden analysiert und zeigten, dass Kinder, die zusätzliches Vitamin D erhielten, im Vergleich zu Kindern, die kein Vitamin D einnahmen, ein um 29 Prozent geringeres Risiko hatten, an Typ-1-Diabetes zu erkranken (Zipitis, C. S. and Akobeng, A. K., 2008).

Vitamin D spielt auch bei Typ-2-Diabetes eine Rolle

Neue Untersuchungen zeigen, dass auch das Risiko für Typ-2-Diabetes durch einen Vitamin-D-Mangel erhöht wird. In einer weiteren finnischen Studie wurden 1 400 Frauen und Männer über einen Zeitraum von 22 Jahren beobachtet. 412 der Teilnehmer entwickelten einen Typ-2-Diabetes. Es stellte sich hierbei heraus, dass die Männer mit zu niedrigem Vitamin-D-Spiegel (im Vergleich zu der gut versorgten Gruppe) ein um 72 Prozent erhöhtes Diabetes-Risiko aufwiesen. Bei den Frauen war das Resultat nicht eindeutig (Knekt, P. u.a., 2008).

In einer anderen Studie wurde aufgezeigt, dass die Beziehung zwischen Vitamin-D-Mangel und Diabetes im Falle des Alterszuckers deutlich ausgeprägter ist, als dies bei juvenilen Diabetes der Fall ist. Auffällig ist auch, dass die üblicherweise empfohlene Gabe von 400 IE Vitamin D keine Verbesserung des Vitamin-D-Status bewirkt. Die Dosis scheint zu niedrig zu sein (Di Cesar, D. J. u.a., 2006).

Bislang fehlen noch placebokontrollierte Studien, die einen direkten Rückschluss auf einen Zusammenhang zwischen Vitamin D und der Vorbeugung von Diabetes erlauben. Doch zeigen die Daten aus den Beobachtungsstudien bereits jetzt, dass Vitamin D eine positive Auswirkung auf die Entstehung von Diabetes haben könnte (Penckofer, S. u.a., 2008). In Zukunft müssen Forschungsarbeiten diese Thematik noch weiter ergründen, um konkrete Empfehlungen daraus abzuleiten. Doch ist es jetzt schon ratsam, auch im Hinblick auf Diabetes, einem Vitamin-D-Mangel entgegenzuwirken. Man kann eigentlich nur gewinnen.

Vitamin D und Übergewicht

Übergewicht ist ein Thema, dass in aller Munde ist. Es ist leider eines der am weitesten verbreiteten Probleme unserer Gesellschaft und in den meisten Fällen durch den heutigen Lebensstil bedingt. Bekanntermaßen handelt es sich hierbei nicht nur um ein kosmetisches Problem, denn ein chronisches, schweres Übergewicht kann eine Reihe von Krankheiten nach sich ziehen. Hierzu zählen vor allem Herz- und Atemwegserkrankungen, Typ-2-Diabetes, Bluthochdruck und sogar einige Krebsarten. Die Lebenserwartung sinkt natürlich entsprechend ab. Früher wurden nur die „richtig Dicken" mit diesen Gesundheitsrisiken in Verbindung gebracht. Neue Daten zeigen aber, dass diese Thematik schon mit einem relativ geringen Anstieg des Körpergewichts und nicht erst mit einem ausgeprägten Übergewicht von Interesse ist. Die Lage ist ernster, als man vielleicht denkt, da sich die Symptomatik schleichend über Jahre entwickelt. Auch die finanziellen Folgen für das Gesundheitssystem sind enorm und können bis zu sieben Prozent der Gesamtkosten ausmachen. Durch eine vernünftige Änderung des Lebensstils, wie gesunde Ernährung und mehr körperliche Aktivität, ist die Problematik aber weitgehend vermeidbar.

Was hat nun Vitamin D mit dem Problem „Übergewicht" zu tun? Ist es vielleicht eine Geheimwaffe, um ganz leicht überflüssige Pfunde zu verlieren? Das wäre sicher schön, aber ganz so einfach ist es dann doch nicht ...

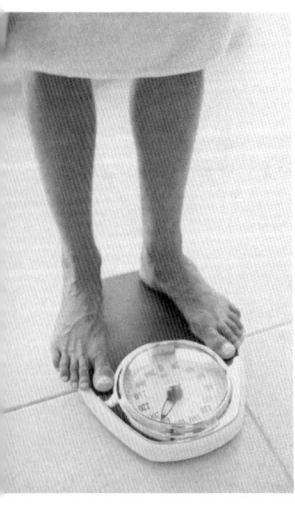

Vitamin-D-Mangel ist insbesondere bei Übergewicht ein Problem

Als fettlöslicher Stoff lagert sich Vitamin D im Fettgewebe des Körpers ab. Durch die übermäßige Bindung im Fettanteil wird es nicht mehr genügend freigesetzt. Dies ist eine Erklärung für den überdurchschnittlich hohen Mangel an Vitamin D bei den beleibteren Zeitgenossen (Wortsman, J. u.a., 2000). Andererseits ist es auch so, dass Menschen mit Übergewicht weniger häufig in die Sonne gehen. Sie ziehen es aus verschiedensten Gründen vor, zu Hause zu bleiben, statt sich im Freien aufzuhalten. Somit kann die Haut als Hauptvitamin-D-Produzent ihrer Aufgabe nicht nachkommen. Vitamin D-Mangel ist die Folge.

Ebenso bekannt ist, dass der Vitamin-D-Spiegel des Calcidiols im Blut der Übergewichtigen stärker schwankt als bei schlanken Menschen. Dies gilt auch für die aktive Form des Vitamin-D-Hormons, Calcitriol. Normalerweise ist die Produktion in der Niere über das Jahr hinweg konstant. Bei dickeren Menschen schwankt aber auch die Menge von Calcitriol synchron mit der Menge seiner verfügbaren Ausgangsform, dem Calcidiol (Moan, J. u.a., 2009). Die Gefahr an Vitamin-D-Mangelerkrankungen zu leiden, steigt somit bei Übergewicht drastisch an.

Vitamin-D-Mangel in der Pubertät kann Übergewicht zur Folge haben

In einer Studie aus Kalifornien wurde die Vitamin-D-Konzentration im Blut von 90 jungen Frauen zwischen 16 und 22 Jahren gemessen (Kremer, R. u.a., 2009). Dabei fiel auf, dass die 60 Prozent der Probandinnen mit einer schlechteren Vitamin-D-Versorgung – im Vergleich zu den Frauen mit normaler Vitamin-D-Versorgung – auch ein höheres Körpergewicht und einen höheren Bauchfettanteil hatten. Zuviel Bauchfett ist besonders kritisch, da die Betroffenen häufiger Herz-Kreislauf-Erkrankungen entwickeln als jene, die das Fett an Hüfte, Gesäß oder Oberschenkeln sitzen haben. Der Vitamin-D-Mangel korrelierte dabei überraschenderweise nicht nur mit einem höheren Körpergewicht, sondern auch mit einer geringeren Körpergröße.

Das Forscherteam aus Kalifornien empfiehlt aufgrund der Ergebnisse nun auch bei jüngeren Erwachsenen, den Vitamin-D-Status im Blut zu ermitteln, um rechtzeitig ausgleichende Maßnahmen einleiten zu können, falls ein Mangel besteht. Weitere Studien sollen klären, ob Vitamin-D-Präparate einen potenziellen Nutzen für junge Menschen bringen können. Die Ergebnisse der Studie sind auch deshalb erstaunlich, weil alle Probanden aus dem sonnenreichen Kalifornien stammten.

Vitamin D ist hilfreich bei Diäten

Die Verbindung zwischen Vitamin-D-Mangel und Übergewicht wurde schon in einigen Studien beobachtet (Holick Review). Hierbei war es aber nie direkt ersichtlich, ob der Vitamin-D-Mangel die Ursache oder die Folge des Übergewichts war. In einer brandneuen Studie wurde nun eine erstaunliche Entdeckung gemacht, die zur weiteren Klärung des Themas beitragen könnte. Diese Untersuchung ist noch nicht publiziert und wurde erst kürzlich – im Juni 2009 – auf dem 91. Jahreskongress der *Endocrine Society* (Gesellschaft für Endokrinologie) in Washington von Dr. Shalamar Sibley und ihrem Team vorgestellt.

38 männliche und weibliche US-Amerikaner mit Übergewicht erhielten eine Diät, die 750 Kalorien unter ihrem Tagesbedarf lag. Diese kalorienreduzierte Ernährung musste für 11 Wochen befolgt werden. Der Vitamin-D-Status wurde bei allen Teilnehmern vor und nach Beendigung der Diät im Blut ermittelt. Es bestätigte sich wieder einmal, dass viele der Probanden an Vitamin-D-Mangel litten. Die Auswertung der Daten im Zusammenhang mit der Diät zeigte, dass eine bessere Versorgung mit Vitamin D ein besseres Ergebnis im Hinblick auf die erreichte Gewichtsreduktion zur Folge hatte. Höhere Blutgehalte an Calcidiol und Calcitriol konnten auch direkt mit einem höheren Verlust an Bauchfett in Verbindung gebracht werden.

Für jedes einzelne Nanogramm mehr an Calcidiol pro Milliliter Blut (1 ng/mL), verloren die Probanden während der kalorienreduzierten Diät 200 Gramm mehr Gewicht. Weiterhin nahmen sie noch etwa 100 Gramm mehr ab für jedes zusätzliche Nanogram an Calcitriol, dem Vitamin-D-Hormon. Das Forscherteam schließt aus den Daten, dass die zusätzliche Gabe von Vitamin D während einer kalorienreduzierten Diät einen größeren Gewichtsverlust zur Folgen haben könnte. Dies ist nun in weiteren Studien wissenschaftlich zu klären.

Wie steht es eigentlich um Ihren Vitamin-D-Status?

In unseren Breitengraden kommt Vitamin-D-Mangel sehr häufig vor. Somit ist die Wahrscheinlichkeit hoch, dass auch Ihr Status nicht optimal ist.

Wie Sie im Laufe dieses Buches gelesen haben, wird der Hauptteil von Vitamin D durch die Sonne in der Haut gebildet. Dies macht in etwa 80–90 Prozent der Gesamtversorgung aus. Die meisten Lebensmittel enthalten nur wenig Vitamin D und typische Vitamin-D-Lieferanten wie fettreicher Fisch stehen nicht bei jedem regelmäßig auf dem Speiseplan.

Im Folgenden sind einige Fragen zusammengestellt, die Sie mit einem einfachen Ja oder Nein beantworten können. Es soll keine 100-prozentige wissenschaftliche Erhebung sein, sondern ist mehr als Orientierungshilfe zu verstehen. Es soll Ihnen helfen zu erkennen, ob Sie ein erhöhtes Risiko für einen Vitamin-D-Mangel haben.

1. Leben Sie die meiste Zeit des Jahres in Mitteleuropa?	
2. Meiden Sie eher die Sonne und gehen Sie kaum regelmäßig sonnenbaden?	
3. Ein Solarium besuchen Sie *nicht* regelmäßig (z. B. Dr. Holick-Systeme)	
4. Im Winter sind sie gerne zu Hause und haben keine Gelegenheit einige Wochen in südlichen Breitengraden an der Sonne zu verbringen (z. B. Kanarische Inseln)?	
5. Benutzen Sie vor dem Sonnenbad immer eine Sonnencreme mit hohem Lichtschutzfaktor, um sich vor Sonnenbrand zu schützen (z. B. › Faktor 10)?	
6. Die Mittagssonne meiden Sie eher und wenn Sie draußen sind, dann immer mit Sonnenschutz und Körperbedeckung.	
7. Sie essen höchstens einmal pro Woche fettreichen Fisch (Hering, Lachs, Thunfisch, Makrelen)?	
8. Milchprodukte nehmen Sie nur gelegentlich in größeren Mengen zu sich (z. B. 3 Glas Milch am Tag).	
9. Sie nehmen *nicht* täglich ein Multivitaminpräparat ein, da Sie durch Ihre Ernährung schon gut versorgt sind.	
10. Kalziumpräparate (mit Vitamin D) nehmen Sie *nicht* täglich ein, da ihre Kalziumversorgung ihrer Meinung nach anderweitig gesichert ist.	

Auswertung:

- Wenn Sie die meisten Fragen mit „Ja" beantworten, ist die Wahrscheinlichkeit hoch, dass ein Vitamin-D-Mangel vorliegt.
- Ist nur etwa die Hälfte der Fragen mit „Ja" beantwortet, ist Ihre Vitamin-D-Versorgung wahrscheinlich besser. Sie können sich aber nicht sicher sein, dass Sie in einem optimalen Bereich liegt.

In jedem Fall empfiehlt es sich, einen Bluttest beim Arzt zu machen. Nur so können Sie sich Gewissheit verschaffen. Sie können dies Ihrem Arzt z. B. im Rahmen Ihrer Check-up-Untersuchung vorschlagen. Wichtig ist, dass Calcidiol und *nicht* Calcitriol gemessen wird.

Die Blutentnahme und die Messung im Labor sind eine Privatleistung. Kassenpatienten fragen Ihren Arzt am besten nach einer Igel-Untersuchung (Individuelle Gesundheits-Untersuchung), die dann extra bezahlt werden muss. Bei Privatpatienten zahlen die Kassen die Untersuchung.

Beratung, Blutentnahme und Laborarbeit kosten normalerweise weniger als 40 Euro. Dies ist aber sicher eine gute Investition in die eigene Gesundheit. Das Ergebnis zeigt Ihnen dann, ob Sie Ihren Vitamin-D-Status vorsorglich verbessern sollten. Lassen Sie sich nicht von den Standardgrenzwerten der Labors leiten, sondern nehmen Sie die Daten aus diesem Buch als Grundlagen (siehe Tab. 3 auf S. 29). Sie können das Buch auch gerne Ihrem Arzt zeigen. Gemeinsam können Sie dann überlegen, welche Maßnahmen getroffen werden sollten.

Wie erreicht man eine optimale Vitamin-D-Versorgung?

Jedem Leser ist an dieser Stelle sicher klar, dass es prinzipiell nur drei Möglichkeiten gibt, seinen Vitamin-D-Bedarf zu decken.

1. Durch Bestrahlung der Haut mit den UV-B-Strahlen aus dem Sonnenlicht oder einer künstlichen Quelle (Solarium)
2. Durch Umstellung der Ernährung
3. Durch zusätzliche Einnahme von Nahrungsergänzungsmitteln bzw. Tabletten mit Vitamin D

Die „Sonnenmethode"

Die „Sonnenmethode" ist wirkungsvoll und verhindert auch, dass eine zu hohe Menge an Vitamin D erzeugt wird. Allerdings benötigt sie neben der Sonne, die nicht immer zur Verfügung steht, auch Zeit und Disziplin. Um eine entsprechende Versorgung zu erlangen, muss man sich mindestens drei Mal pro Woche bis zu 15 Minuten ohne Sonnenschutz in der Mittagssonne aufzuhalten. Idealerweise mit Badekleidung. Die Haut sollte aber langsam an längere Sonnenbestrahlung gewöhnt werden. Eine etwaige Rötung der Haut ist dabei unbedingt zu verhindern, da das Hautkrebsrisiko dann ansteigt. Alternativ dazu kann auch ein gutes Solarium genutzt werden.

Die „Sonnenmethode"

Für die „Sonnenmethode" ist ein recht hoher Aufwand erforderlich, und bei fehlender Kontrolle sind auch die Risiken nicht zu unterschätzen. Hierbei ist es sehr wichtig, dass Sie Ihren Hauttyp kennen, um besser abschätzen zu können, wie empfindlich Ihre Haut reagiert. Menschen mit dem sehr empfindlichen Hauttyp I erreichen bei starker Sonneneinwirkung die Sonnenbrandschwelle bereits etwa nach der halben Zeit im Vergleich zu Personen mit Hauttyp II. Bei den Hauttypen III und IV dauert es in etwa doppelt so lange, bis die Sonnenbrandschwelle erreicht wird, falls die Haut nicht schon vorgebräunt ist. Durch wiederholte Sonnenbestrahlungen kommt es zu Hautverdickungen, die man auch Lichtschwielen nennt. Sie schützen die tiefer liegenden Hautschichten vor der aggressiven UV-Strahlung. Für Ihre Kinder ist es wichtig zu wissen, dass dieser natürliche Schutzmechanismen der Haut erst im Lauf der ersten Lebensjahre ausgebildet wird. Kleinkinder sind besonders gut vor starker Sonneneinstrahlung zu schützen. Die UV-Dosis, die man in den ersten Lebensjahren erhält, ist ein bestimmender Faktor bei der Entstehung von Hauttumoren.

Die auf S. 106 folgende Tabelle gibt einen Überblick über die vier verschiedenen Hauttypen.

Die Sonnenmethode ist nicht für jeden geeignet und muss sorgfältig geplant werden. Sonnenbrand ist stets zu vermeiden. Wichtig ist auch, niemals ohne geeigneten Augenschutz direkt in die Sonne blicken.

Auch wer Medikamente einnimmt, sollte vor dem Sonnenbaden den behandelnden Arzt befragen. Bestimmte Arzneimittel, wie Johanniskrautpräparate, erhöhen die Lichtempfindlichkeit der Haut oder können Allergien auslösen. Auch Kosmetika wie Deodorants und Parfüms können beim Sonnenbaden eine Problemquelle darstellen und sollten möglichst nicht verwendet werden. Bleibende Pigmentierungen sind eventuell die Folge.

Wie erreicht man eine optimale Vitamin-D-Versorgung?

Hauttyp I	✓ auffallend helle Haut
	✓ Sommersprossen
	✓ blaue Augen
	✓ rötliche Haare
	✓ im Sommer bereits nach 5 bis 10 Minuten Sonnenbrand*
	✓ wird niemals braun
Hauttyp II	✓ blonde Haare
	✓ graue, blaue oder grüne Augen
	✓ Haut rötet sich nach 10 bis 20 Minuten im Sommer*
	✓ wird mäßig braun
Hauttyp III	✓ dunkelblonde Haare
	✓ graue oder braune Augen
	✓ Haut rötet sich nach 20 bis 30 Minuten im Sommer*
	✓ wird fortschreitend braun
Hauttyp IV	✓ dunkle Haare
	✓ dunkle Augen
	✓ Haut rötet sich frühestens nach 40 Minuten*, bleibt aber meist von Sonnenbrand verschont
	✓ wird sehr braun

* Wenn die Haut noch nicht an die Sonne gewöhnt ist.

Wie Sie sehen, gibt es viele Dinge, die zu berücksichtigen sind. Wenn Sie sich für die Sonnenmethode als Maßnahme entscheiden, sollten Sie es zur Sicherheit vorher mit Ihrem Hautarzt besprechen.

Umstellung der Ernährung

Eine gesunde und ausgewogene Ernährung ist immer empfehlenswert. Leider ist es schwierig, die Ernährung so zu gestalten, dass Sie Ihren Vitamin-D-Bedarf damit decken könnten. Prinzipiell wäre zwar eine Umstellung auf eine speziell Vitamin-D-reiche Kost möglich, doch ist die auf Dauer kaum praktikabel. Nur wenige Nahrungsmittel enthalten ausreichend Vitamin D und das ansonsten empfehlenswerte Obst und Gemüse hilft in diesem Fall ausnahmsweise nicht weiter. Sie müssten sehr viel Fisch essen und sich ähnlich ernähren wie die Eskimos. Auch ansonsten stünden eher tierische Lebensmittel auf Ihrem Speiseplan. Auf lange Sicht wird Ihnen das weder schmecken, noch wäre es besonders gesund. Eine solche Ernährung wäre kaum noch ausgewogen und könnte sich auch auf Ihre Fettpolster und Gesundheit am Ende negativ auswirken. Trotzdem empfehlen wir Ihnen, mindestens zweimal pro Woche fettreichen Fisch, wie Lachs oder Hering zu verzehren. Dies verbessert in bescheidenen Maßen Ihren Vitamin-D-Status und hat auch noch andere gesundheitliche Vorteile. Für die Vitamin-D-Versorgung stellt die Ernährung eigentlich eine untergeordnete Rolle dar und ist auf jeden Fall mit anderen Maßnahmen zu kombinieren.

Einnahme von Vitamin-D-Präparaten

Wesentlich unproblematischer und leicht zu kontrollieren ist die zusätzliche Einnahme von Nahrungsergänzungsmitteln oder speziellen Vitamin-D-Präparaten aus der Apotheke. Auch hier gibt es verschiedene Vorgehensweisen.

Stellt Ihr Arzt fest, dass Sie einen starken Vitamin-D-Mangel haben, wird er Ihnen neben frei verkäuflichen Vitamin-D-Tabletten noch zusätzlich verschreibungspflichtige und sehr hoch dosierte Produkte empfehlen (z. B. 50 000 IE pro Woche), um das Problem schneller in den Griff zu bekommen.

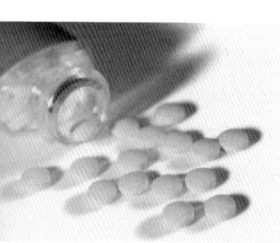

Sind Ihre Werte im Grenzbereich oder suboptimal (unter 40–70 ng / ml Calcidiol), dann können Sie täglich z. B. 1 000 IE Vitamin D pro Tag einnehmen. Bei einer solchen Einnahmemenge wird sich Ihr Vitamin-D-Spiegel nach etwa 3 bis 4 Monaten um 10 ng / ml Calcidiol erhöhen. Auch höhere Mengen Vitamin D (z. B. 2 000 IE pro Tag) gelten als sicher und verbessern Ihren Status nach einigen Monaten um 20 ng/ml. Wie Sie sehen, ist eine Verbesserung nicht schlagartig zu erreichen, sondern benötigt eine gewisse Zeit. Die regelmäßige Einnahme ist hierbei offensichtlich von Bedeutung.

Wichtig ist es auch, den Calcidiol-Spiegel nach etwa 3 bis 4 Monaten erneut überprüfen zu lassen. Sobald Sie die gewünschte Versorgung erreicht haben, sollten Sie trotzdem weiterhin die Tabletten einnehmen. Sonnenanbeter können in der Sommerzeit eventuell eine Pause einlegen. Im Winter ist die Supplementierung in den meisten Fällen jedoch wieder ratsam.

Welche Vitamin-D-Präparate sind empfehlenswert?

Im Supermarkt und Drogeriemarkt finden Sie eine Vielzahl von Vitaminprodukten. In Multivitaminpräparaten und Kalziumprodukten sind aber in den meisten Fällen nur 400 IE Vitamin D in einer Tagesdosis. Das ist zu wenig! Höhere dosierte werden Sie dort kaum finden, diese gibt es nur in der Apotheke; Ihr

Welche Vitamin-D-Präparate sind empfehlenswert?

Apotheker wird Sie gerne beraten. Bei diesen Produkten können Sie sich auch darauf verlassen, dass die Qualität stimmt und ständig kontrolliert wird. Dies ist bei Vitamin D sehr wichtig.

Neben Vitamin D ist es auch zusätzlich von Vorteil, ein Multivitaminpräparat und eventuell ein Kalziumprodukt für die Knochen einzunehmen. Enthält Ihr Multivitaminprodukt z. B. 400 IE Vitamin D und Ihr Kalziumprodukt ebenso 400 IE, so können Sie z. B. noch zusätzlich eine Vitamin-D-Tablette mit 1000 IE einnehmen. Sie lägen dann bei 1800 IE pro Tag und immer noch unter der Höchstmenge von 2000 IE pro Tag, die Sie gefahrlos einnehmen können. Sollte Ihnen das zu viel sein, könnten Sie mit zusätzlich 500 IE Vitamin D (eine halbe Tablette) 1300 IE pro Tag erreichen. Wenn Sie sich nicht sicher sind, wird Ihnen Ihr Arzt oder Apotheker gerne dabei helfen, eine für Sie günstige Kombination zu finden.

Die Tabletten-Methode hat den großen Vorteil, dass Sie so Ihren Vitamin-D-Status einfach, sicher und kostengünstig unter Kontrolle haben. Dies zu erreichen wird Ihnen nach der Lektüre dieses Buches hoffentlich ein Ziel sein. Wie bei jeder anderen Therapie auch, sollten Sie Ihr Vorgehen mit Ihrem Arzt besprechen.

Ist die Einnahme von zusätzlichem Vitamin D sicher?

„Viel hilft viel" ist ein Motto, das eigentlich für keinen Nährstoff gelten sollte. Die Dosis macht bekanntlich das Gift und so ist es von großer Wichtigkeit, die Gefahren einer Unter- und auch Überversorgung richtig einzuschätzen. Generell galt früher die Regel, dass wasserlösliche Vitamine relativ unkritisch in Hinblick auf eine Überdosierung zu betrachten sind, da sie leicht mit dem Urin ausgeschieden werden. Die fettlöslichen Vitamine A, D, E und K können im Gegensatz zu den wasserlöslichen Vitaminen im Körper gespeichert werden. Allerdings sind hier die Höchstmengen so bemessen, dass bei den üblichen Vitaminpräparaten oder angereicherten Lebensmitteln immer noch ein ausreichender Sicherheitsfaktor besteht. Fakt ist, dass das Risiko einer Unterversorgung wesentlich höher als das einer Überversorgung ist.

Im Falle von Vitamin D ist die Angelegenheit sehr komplex. Wir haben bereits erwähnt, dass der Körper sich selbst sehr wirksam vor einer Überdosis aufgrund der Synthese in der Haut unter Sonnenlicht schützt. Die vermeintliche Gefahr kann also nur aus Tabletten oder mit Vitamin D angereicherten Lebensmitteln kommen. Durch eine Überdosierung von Vitamin D steigt die Kalziumkonzentration im Blut an, die als „Hyperkalzämie-Syndrom" zu schweren Organstörungen führen kann. Herzrhythmusstörungen, häufiges Wasserlassen und Durst,

Übelkeit und Erbrechen, Nierensteine und Nierenverkalkung sind die weiteren Folgen. Eine solche Überdosierung mit Vitamin D ist zwar theoretisch möglich, aber unter normalen Umständen sehr unwahrscheinlich. Trotzdem sollte man darauf achten, dass Vitamin-D-Präparate von Kindern unerreichbar gelagert werden. Wenn einmal mehr Tropfen oder Tabletten eingenommen werden, ist das auch nicht schlimm. Die Menge Vitamin D, die unsere Haut durch das UV-B-Sonnenlicht produzieren kann, beträgt ein Vielfaches dieser Menge.

Renommierte Wissenschaftler haben sich erst kürzlich die Frage gestellt, wie hoch die tägliche Vitamin-D-Dosis sein darf, um keine Schäden davon zutragen. Dazu haben sie die Daten einer Vielzahl von Studien ausführlich analysiert, weil sie der Meinung waren, dass die aktuellen Empfehlungen der Gesundheitsbehörden zu konservativ sind und die positiven Gesundheitseffekte der Substanz nicht zum Tragen kommen können. Wie wir in diesem Buch beschrieben haben, können tägliche orale Vitamin-D-Aufnahmen von ≥ 20 µg vor vielen Krankheiten schützen. Diese Aufnahmedosen liegen jedoch über den bisher empfohlenen täglichen Mengen von 5 bis 10 µg.

Es wurde daher eine höchste toxikologisch noch unwirksame Dosis von 250 µg/Tag Vitamin D_3 vorgeschlagen. Nebenwirkungen (u.a. generalisierter Schmerz, Fieber, Durst) konnten bei gesunden wie auch bei Probanden mit Vorerkrankung (z. B. Osteoporose) erst bei einer langfristigen Vitamin-D_3-Aufnahme von mehr als 700 µg/Tag beobachtet werden. Da Vitamin-D_3-Dosen von 250 µg/Tag nicht zu einer Erhöhung der Serumkalzium-Spiegel führen, kann ausgeschlossen werden, dass sie zur Nierensteinneubildung und Gewebekalzifikation beitragen. Die Wissenschaftler schlossen aus den Daten, dass die obere sichere Einnahmegrenze für Vitamin D_3 auf 250 µg/Tag erhöht werden kann, ohne das Risiko einer Hyperkalzämie, von Nierensteinen oder einer Gewebeverkalkung zu vergrößern, und um gleichzeitig die günstigen Effekte von Vitamin D (z. B. für die Krebsprävention) zu nutzen (Hathcock, J. N. u.a., 2007).

Für die tägliche Praxis ist dieser Wert sicher sehr hoch, doch zeigt er, dass der Sicherheitsrahmen für Vitamin D viel höher ist, als ursprünglich angenommen wurde. Nimmt man täglich z.B. 1000 IE = 25 µg Vitamin D ein, wird die vorgeschlagene, sichere Höchstmenge von 250 µg um den Faktor 10 unterschritten.

Trotzdem sollte man natürlich die Packungsbeilagen genau lesen und wenn etwas nicht ganz klar ist, auf jeden Fall Rücksprache mit einem Arzt oder Apotheker halten.

Schlusswort

In dieser kurzen Übersicht haben wir Vitamin D von einer neuen Seite kennen gelernt. Viele dieser Erkenntnisse wurden erst kürzlich gemacht und so wundert es auch nicht, dass die offiziellen Empfehlungen der Gesundheitsbehörden noch nicht auf dem aktuellen Stand sind.

Aufgrund des weltweiten Vitamin-D-Mangels besteht aber sofortiger Handlungsbedarf. Deshalb haben sich 14 international anerkannte Wissenschaftler dazu entschlossen, ein sogenanntes „Call-to-Action-Statement" zum Thema Vitamin D zu verfassen. Dies ist auf dem Gebiet der Vitamine als einzigartig zu werten und wir möchten es Ihnen nicht vorenthalten. Die Wissenschaftler beziehen ihre Empfehlungen zwar auf Nordamerika, doch sind die Verhältnisse gut mit den hiesigen zu vergleichen. Zusammenfassend stellen die Wissenschaftler fest (nicht ganz wörtlich übersetzt):

„Die wissenschaftlichen Daten, die eine Rolle von Vitamin D zum Schutz vor Krebserkrankungen aufzeigen, sind uns bekannt. Es ist mittlerweile anerkannt, dass ausreichende Blutspiegel an Vitamin-D-Metaboliten (Calcidiol) mit einer verringerten Rate an Brust-, Darm-, Eierstock- und anderen Krebsarten korrelieren. Wir sind übereingekommen, dass der Vitamin-D-Status in Nordamerika verbessert werden muss, um die Krebsraten zu senken. Daten aus Beobachtungsstudien haben auch gezeigt, dass höhere

Vitamin-D-Spiegel mit einer verringerten Diabetes-Rate vom Typ 1 bei Kindern und einer verringerten Fallzahl an Multipler Sklerose einhergehen. Einige Studien haben eine gute Vitamin-D-Versorgung auch mit der Abschwächung der Grippesymptome und anderer Infekte in Verbindung gebracht.

Ein höherer Vitamin-D-Status kann teilweise durch erhöhte orale Aufnahme von Vitamin-D-Präparaten erreicht werden. Die geeignete Aufnahme von Vitamin D für die Krebsprävention hängt von individuellen Faktoren wie Alter, ethnische Zugehörigkeit, Lebensstil und Breitengrad des Wohnorts ab. Neue Daten weisen darauf hin, dass 2 000 IE Vitamin D als Referenzwerte für die Nährstoffzufuhr pro Tag empfohlen werden können. Diese Dosis wird aber zurzeit von den meisten Gesundheitsbehörden als das oberste Limit für eine gerade noch sichere Vitamin-D-Einnahme angesehen. Normalerweise liegt diese Obergrenze deutlich höher als die täglichen Einnahmeempfehlungen (die offiziellen Referenzwerte für die Nährstoffzufuhr liegen z. Z bei 200 IE Vitamin D und die tägliche Höchstmenge ist, wie erwähnt, mit 2 000 IE Vitamin D festgelegt). Diese Empfehlungen der Behörden müssen neu angepasst werden, da sie zurzeit deutlich zu niedrig sind. Mit der vorgeschlagenen Dosis (2 000 IE) könnten auch das Risiko für Knochenbrüche, Diabetes Typ 1 und Multiple Sklerose verringert werden.

Noch höhere Vitamin-D-Mengen könnten notwendig sein bei älteren Menschen und Menschen, die sich wenig draußen aufhalten. Die genaue Dosis dafür muss nach einer Messung des Blutspiegels festgelegt werden.

Es wird empfohlen, einen Vitamin-D-Spiegel (Calcidiol) im Blut von 40 bis 60 ng/ml zu erreichen, falls keine entsprechenden Gegenanzeigen vorliegen. Diese sind sehr selten und wenn, dann dem Arzt bekannt. Keine zusätzliche Gabe von Stoffen ist ohne Risiko und die Ärzte sollten ihre Patienten darauf hinweisen. Risiken können sehr individueller Natur sein.

Jedes Risiko, dass durch eine Mangelversorgung mit Vitamin D auftritt, ist viel höher als die Risiken, die durch die tägliche Aufnahme von 2000 IE pro Tag entstehen könnten.

Die Forschung auf dem Gebiet von Vitamin D und die Krebsvorbeugung muss viel stärker unterstützt werden. Eine weitere Verzögerung, die Prävention aktiv mit der täglichen Einnahme von 2000 IE Vitamin D in die Hand zu nehmen, kostet unnötigerweise Tausende von Leben durch Knochenbrüche, Krebs, Diabetes, Multiple Sklerose und andere Krankheiten, bei denen der Vitamin-D-Mangel eine Rolle spielt. (30. April 2008)."

Gezeichnet von 14 Wissenschaftlern

(www.grassrootshealth.org/_download/scientists'%20letter%20050508.pdf)

Mit diesem sehr deutlichen und eindringlich geschriebenen Positionspapier wird auch gleichzeitig der Inhalt unseres Büchleins zusammengefasst. Warten Sie nicht länger und sprechen Sie mit Ihrem Arzt darüber – Sie können nur gewinnen.

Wir wünschen Ihnen eine gute Gesundheit!

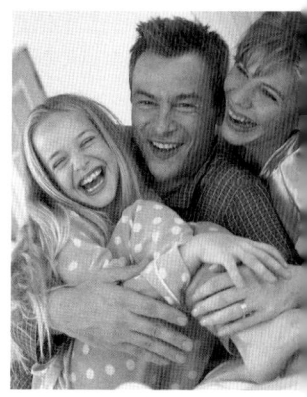

Literatur

Abbas, S., Chang-Claude, J. und Linseisen, J.: „Plasma 25-hydroxyvitamin D and premenopausal breast cancer risk in a German case-control study", in: *Int J Cancer* Nr. 124, 2009, S. 250–255

Ahn, J., Peters, U., Albanes, D., Purdue, M.P., Abnet, C.C., Chatterjee, N., Horst, R.L., Hollis, B.W., Huang, W.Y., Shikany, J.M. und Hayes, R.B.: „Serum vitamin D concentration and prostate cancer risk: a nested case-control study", in: *J Natl Cancer Inst* Nr. 100, 2008, S. 796–804

Autier, P. und Gandini, S.: „Vitamin D supplementation and total mortality: a meta-analysis of randomized controlled trials", in: *Arch Intern Med* Nr. 167, 2007, S. 1730–1737

Barnevik-Olsson, M., Gillberg, C. und Fernell, E.: „Prevalence of autism in children born to Somali parents living in Sweden: a brief report", in: *Dev Med Child Neurol* Nr. 50, 2008, S. 598–601

Berk, M., Sanders, K.M., Pasco, J.A., Jacka, F.N., Williams, L.J., Hayles, A.L. und Dodd, S.: „Vitamin D deficiency may play a role in depression", in: *Med Hypotheses* Nr. 69, 2007, S. 1316–1319

Bertone-Johnson, E.R., Hankinson, S.E., Bendich, A., Johnson, S.R., Willett, W.C. und Manson, J.E.: „Calcium and vitamin D intake and risk of incident premenstrual syndrome", in: *Arch Intern Med* Nr. 165, 2005, S. 1246–1252

Bischoff-Ferrari, H.: „Vitamin D und Osteoporose", in: *Ars Medici* Nr. 19, 2008, S. 849

Bischoff-Ferrari, H.A.: „Optimal serum 25-hydroxyvitamin D levels for multiple health outcomes", in: *Adv Exp Med Biol* Nr. 624, 2008, S. 55–71

Bischoff-Ferrari, H.A., Willett, W.C., Wong, J.B., Giovannucci, E., Dietrich, T. und Dawson-Hughes, B.: „Fracture prevention with vitamin D supplementation: a meta-analysis of randomized controlled trials", in: *JAMA* Nr. 293, 2005, S. 2257–2264

Bittmann, F., Schweigert, F., Greil, H. und Carlsohn, A. (2007): „Bewertung der Ernährungssituation junger Leistungssportler einer Eliteschule unter besonderer Beachtung der trainingsbedingten oxidativen Stressbelastung", in: *BISP Jahrbuch-Forschungsförderung* 2006/07 Bonn: Bundesinstitut für Sportwissenschaft

Blackmore, K.M., Lesosky, M., Barnett, H., Raboud, J.M., Vieth, R. und Knight, J.A.: „Vitamin D from dietary intake and sunlight exposure and the risk of hormone-receptor-defined breast cancer", in: *Am J Epidemiol* Nr. 168, 2008, S. 915–924

Bodnar, L.M., Simhan, H.N., Powers, R.W., Frank, M.P., Cooperstein, E. und Roberts, J.M.: „High prevalence of vitamin D insufficiency in black and white pregnant women residing in the northern United States and their neonates", in: *J Nutr* Nr. 137, 2007, S. 447–452

Cannell, J.J., Vieth, R., Umhau, J.C., Holick, M.F., Grant, W.B., Madronich, S., Garland, C.F. und Giovannucci, E.: „Epidemic influenza and vitamin D", in: *Epidemiol Infect* Nr. 134, 2006, S. 1129–1140

Cannell, J.J., Zasloff, M., Garland, C.F., Scragg, R. und Giovannucci, E.: „On the epidemiology of influenza", in: *Virol J* Nr. 5, 2008, S. 29

Cannell, J.J.: „Autism and vitamin D", in: *Med Hypotheses* Nr. 70, 2008, S. 750–759

Chen, W.Y., Bertone-Johnson, E.R., Hunter, D.J., Willett, W.C. und Hankinson, S.E.: „Associations between polymorphisms in the vitamin D receptor and breast cancer risk", in: *Cancer Epidemiol Biomarkers Prev* Nr. 14, 2005, S. 2335–2339

Di Cesar, D.J., Ploutz-Snyder, R., Weinstock, R.S. und Moses, A.M.: „Vitamin D deficiency is more common in type 2 than in type 1 diabetes", in: *Diabetes Care* Nr. 29, 2006, S. 174

Dobnig, H., Pilz, S., Scharnagl, H., Renner, W., Seelhorst, U., Wellnitz, B., Kinkeldei, J., Boehm, B.O., Weihrauch, G. und Maerz, W.: „Independent association of low serum 25-hydroxyvitamin d and 1,25-dihydroxyvitamin d levels with all cause and cardiovascular mortality", in: *Arch Intern Med* Nr. 168, 2008, S. 1340–1349

Dumville, J.C., Miles, J.N., Porthouse, J., Cockayne, S., Saxon, L. und King, C.: „Can vitamin D supplementation prevent winter-time blues? A randomised trial among older women", in: *J Nutr Health Aging* Nr. 10, 2006, S. 151–153

Feskanich, D., Ma, J., Fuchs, C.S., Kirkner, G.J., Hankinson, S.E., Hollis, B.W. und Giovannucci, E.L.: „Plasma vitamin D metabolites and risk of colorectal cancer in women", in: *Cancer Epidemiol Biomarkers Prev* Nr. 13, 2004, S. 1502–1508

Feskanich, D., Willett, W.C. und Colditz, G.A.: „Calcium, vitamin D, milk consumption, and hip fractures: a prospective study among postmenopausal women", in: *Am J Clin Nutr* Nr. 77, 2003, S. 504–511

Forman, J.P., Curhan, G.C. und Taylor, E.N.: „Plasma 25-hydroxyvitamin D levels and risk of incident hypertension among young women", in: *Hypertension* Nr. 52, 2008, S. 828–832

Garland, C.F., Gorham, E.D., Mohr, S.B., Grant, W.B., Giovannucci, E.L., Lipkin, M., Newmark, H., Holick, M.F. und Garland, F.C.: „Vitamin D and prevention of breast cancer: pooled analysis", in: *J Steroid Biochem Mol Biol* Nr. 103, 2007, S. 708–711

Gibney, K.B., MacGregor, L., Leder, K., Torresi, J., Marshall, C., Ebeling, P.R. und Biggs, B.A.: „Vitamin D deficiency is associated with tuberculosis and latent tuberculosis infection in immigrants from sub-Saharan Africa", in: *Clin Infect Dis* Nr. 46, 2008, S. 443–446

Ginde, A.A., Mansbach, J.M. und Camargo, C.A., Jr.: „Association between serum 25-hydroxyvitamin D level and upper respiratory tract infection in the Third National Health and Nutrition Examination Survey", in: *Arch Intern Med* Nr. 169, 2009, S. 384–390

Gloth, F.M., 3rd, Alam, W. und Hollis, B.: „Vitamin D vs broad spectrum phototherapy in the treatment of seasonal affective disorder", in: *J Nutr Health Aging* Nr. 3, 1999, S. 5–7

Goodwin, P.J., Ennis, M., Pritchard, K.I., Koo, J. und Hood, N.: „Frequency of vitamin D (Vit D) deficiency at breast cancer (BC) diagnosis and association with risk of distant recurrence and death in a prospective cohort study of T1–3, N0-1, M0 BC.", in: *J Clin Oncol* Nr. 26, 2008, S. abstract 511

Gorham, E.D., Garland, C.F., Garland, F.C., Grant, W.B., Mohr, S.B., Lipkin, M., Newmark, H.L., Giovannucci, E., Wei, M. und Holick, M.F.: „Vitamin D and prevention of colorectal cancer", in: *J Steroid Biochem Mol Biol* Nr. 97, 2005, S. 179–194

Hathcock, J.N., Shao, A., Vieth, R. und Heaney, R.: „Risk assessment for vitamin D", in: *Am J Clin Nutr* Nr. 85, 2007, S. 6–18

Hintzpeter, B., Mensink, G.B., Thierfelder, W., Muller, M.J. und Scheidt-Nave, C.: „Vitamin D status and health correlates among German adults", in: *Eur J Clin Nutr* Nr. 62, 2008a, S. 1079–1089

Hintzpeter, B., Scheidt-Nave, C., Muller, M.J., Schenk, L. und Mensink, G.B.: „Higher prevalence of vitamin D deficiency is associated with immigrant background among children and adolescents in Germany", in: *J Nutr* Nr. 138, 2008b, S. 1482–1490

Holick, M.F.: „The vitamin D epidemic and its health consequences", in *J Nutr* Nr. 135, 2005a, S. 2739S–2748S

Holick, M.F.: „Vitamin D: important for prevention of osteoporosis, cardiovascular heart disease, type 1 diabetes, autoimmune diseases, and some cancers", in: *South Med J* Nr. 98, 2005b, S. 1024–1027

Holick, M.F.: „Calcium plus vitamin D and the risk of colorectal cancer", in: *N Engl J Med* Nr. 354, 2006, S. 2287–2288; author reply 2287–2288

Holick, M.F.: „Vitamin D deficiency", in: *N Engl J Med* Nr. 357, 2007, S. 266–281

Holick, M.F.: „Deficiency of sunlight and vitamin D", in: *BMJ* Nr. 336, 2008, S. 1318–1319

Holick, M.F., Biancuzzo, R.M., Chen, T.C., Klein, E.K., Young, A., Bibuld, D., Reitz, R., Salameh, W., Ameri, A. und Tannenbaum, A.D.: „Vitamin D_2 is as effective as vitamin D_3 in maintaining circulating concentrations of 25-hydroxyvitamin D", in: *J Clin Endocrinol Metab* Nr. 93, 2008, S. 677–681

Hollis, B.W., Wagner, C.L., Drezner, M.K. und Binkley, N.C.: „Circulating vitamin D_3 and 25-hydroxyvitamin D in humans: An important tool to define adequate nutritional vitamin D status", in: *J Steroid Biochem Mol Biol* Nr. 103, 2007, S. 631–634

Hoogendijk, W.J., Lips, P., Dik, M.G., Deeg, D.J., Beekman, A.T. und Penninx, B.W.: „Depression is associated with decreased 25-hydroxyvitamin D and increased parathyroid hormone levels in older adults", in: *Arch Gen Psychiatry* Nr. 65, 2008, S. 508–512

Hosking, D., Lippuner, K., Turpin, J., Chandler, J. und Lips, P.: „An International Study of the Prevalence of Vitamin D Inadequacy Among Community Dwelling Women with Osteoporosis", in: *Osteoporosis International* Nr. 16 Suppl 3, 2005, S. 211

Houston, D.K., Cesari, M., Ferrucci, L., Cherubini, A., Maggio, D., Bartali, B., Johnson, M.A., Schwartz, G.G. und Kritchevsky, S.B.: „Association between vitamin D status and physical performance: the InCHIANTI study", in: *J Gerontol A Biol Sci Med Sci* Nr. 62, 2007, S. 440–446

Hypponen, E., Laara, E., Reunanen, A., Jarvelin, M.R. und Virtanen, S.M.: „Intake of vitamin D and risk of type 1 diabetes: a birth-cohort study", in *Lancet* Nr. 358, 2001, S. 1500–1503

John, E.M., Koo, J. und Schwartz, G.G.: „Sun exposure and prostate cancer risk: evidence for a protective effect of early-life exposure", in: *Cancer Epidemiol Biomarkers Prev* Nr. 16, 2007, S. 1283–1286

John, E.M., Schwartz, G.G., Dreon, D.M. und Koo, J.: „Vitamin D and breast cancer risk: the NHANES I Epidemiologic follow-up study, 1971–1975 to 1992. National Health and Nutrition Examination Survey", in: *Cancer Epidemiol Biomarkers Prev* Nr. 8, 1999, S. 399–406

Kalueff, A.V. und Tuohimaa, P.: „Neurosteroid hormone vitamin D and its utility in clinical nutrition", in: *Curr Opin Clin Nutr Metab Care* Nr. 10, 2007, S. 12–19

Knekt, P., Laaksonen, M., Mattila, C, Harkanen, T., Marniemi, J., Heliovaara, M., Rissanen, H., Montonen, J. und Reunanen, A.: „Serum vitamin D and subsequent occurrence of type 2 diabetes", in: Epidemiology Nr. 19, 2008, S. 666–671

Kragt, J., van Amerongen, B., Killestein, J., Dijkstra, C., Uitdehaag, B., Polman, C. und Lips, P.: „Higher levels of 25-hydroxyvitamin D are associated with a lower incidence of multiple sclerosis only in women", in: *Mult Scler* Nr. 15, 2009, S. 9–15

Krause, R., Buhring, M., Hopfenmuller, W., Holick, M.F. und Sharma, A.M.: „Ultraviolet B and blood pressure", in: *Lancet* Nr. 352, 1998, S. 709–710

Kremer, R., Campbell, P.P., Reinhardt, T. und Gilsanz, V.: „Vitamin D status and its relationship to body fat, final height, and peak bone mass in young women", in: *J Clin Endocrinol Metab* Nr. 94, 2009, S. 67–73

Lappe, J.M., Travers-Gustafson, D., Davies, K.M., Recker, R.R. und Heaney, R.P.: „Vitamin D and calcium supplementation reduces cancer risk: results of a randomized trial", in: *Am J Clin Nutr* Nr. 85, 2007, S. 1586–1591

Leventis, P. und Patel, S.: „Clinical aspects of vitamin D in the management of rheumatoid arthritis", in: *Rheumatology (Oxford)* Nr. 47, 2008, S. 1617–1621

Li, H., Stampfer, M.J., Hollis, J.B., Mucci, L.A., Gaziano, J.M., Hunter, D., Giovannucci, E.L. und Ma, J.: „A prospective study of plasma vitamin

D metabolites, vitamin D receptor polymorphisms, and prostate cancer", in: *PLoS Med* Nr. 4, 2007, S. e103

Lim, H.S., Roychoudhuri, R., Peto, J., Schwartz, G., Baade, P. und Moller, H.: „Cancer survival is dependent on season of diagnosis and sunlight exposure", in: *Int J Cancer* Nr. 119, 2006, S. 1530–1536

Liu, P.T., Stenger, S., Li, H., Wenzel, L., Tan, B.H., Krutzik, S.R., Ochoa, M.T., Schauber, J., Wu, K., Meinken, C., Kamen, D.L., Wagner, M., Bals, R., Steinmeyer, A., Zugel, U., Gallo, R.L., Eisenberg, D., Hewison, M., Hollis, B.W., Adams, J.S., Bloom, B.R. und Modlin, R.L.: „Toll-like receptor triggering of a vitamin D-mediated human antimicrobial response", in: *Science* Nr. 311, 2006, S. 1770–1773

McCullough, M.L., Robertson, A.S., Rodriguez, C., Jacobs, E.J., Chao, A., Carolyn, J., Calle, E.E., Willett, W.C. und Thun, M.J.: „Calcium, vitamin D, dairy products, and risk of colorectal cancer in the Cancer Prevention Study II Nutrition Cohort (United States)", in: *Cancer Causes Control* Nr. 14, 2003, S. 1–12

Merlino, L.A., Curtis, J., Mikuls, T.R., Cerhan, J.R., Criswell, L.A. und Saag, K.G.: „Vitamin D intake is inversely associated with rheumatoid arthritis: results from the Iowa Women's Health Study", in: *Arthritis Rheum* Nr. 50, 2004, S. 72–77

Moan, J., Lagunova, Z., Lindberg, F.A. und Porojnicu, A.C.: „Seasonal variation of 1,25-dihydroxyvitamin D and its association with body mass index and age", in: *J Steroid Biochem Mol Biol* Nr. 113, 2009, S. 217–221

Mouyis, M., Ostor, A.J., Crisp, A.J., Ginawi, A., Halsall, D.J., Shenker, N. und Poole, K.E.: „Hypovitaminosis D among rheumatology outpatients in clinical practice", in: *Rheumatology (Oxford)* Nr. 47, 2008, S. 1348–1351

Munger, K.L., Levin, L.I., Hollis, B.W., Howard, N.S. und Ascherio, A.: „Serum 25-hydroxyvitamin D levels and risk of multiple sclerosis", in: *JAMA* Nr. 296, 2006, S. 2832–2838

Nelson, M.L., Blum, J.M., Hollis, B.W., Rosen, C. und Sullivan, S.S.: „Supplements of 20 microg/d cholecalciferol optimized serum 25-hydroxyvitamin D concentrations in 80% of premenopausal women in winter", in: *J Nutr* Nr. 139, 2009, S. 540–546

Ng, K., Meyerhardt, J.A., Wu, K., Feskanich, D., Hollis, B.W., Giovannucci, E.L. und Fuchs, C.S.: „Circulating 25-hydroxyvitamin d levels and survival in patients with colorectal cancer", in: *J Clin Oncol* Nr. 26, 2008, S. 2984–2991

Pan, A., Lu, L., Franco, O.H., Yu, Z., Li, H. und Lin, X.: „Association between depressive symptoms and 25-hydroxyvitamin D in middle-aged and elderly Chinese", in: *J Affect Disord* Nr. 2009, S.

Penckofer, S., Kouba, J., Wallis, D.E. und Emanuele, M.A.: „Vitamin D and diabetes: let the sunshine in", in *Diabetes Educ* Nr. 34, 2008, S. 939–940, 942, 944 passim

Perez-Lopez, F.R., Chedraui, P. und Haya, J.: „Review article: vitamin D acquisition and breast cancer risk", in: *Reprod Sci* Nr. 16, 2009, S. 7–19

Pfeifer, M., Begerow, B., Minne, H.W., Nachtigall, D. und Hansen, C.: „Effects of a short-term vitamin D(3) and calcium supplementation on blood pressure and parathyroid hormone levels in elderly women", in: *J Clin Endocrinol Metab* Nr. 86, 2001, S. 1633–1637

Rossi, M., McLaughlin, J.K., Lagiou, P., Bosetti, C., Talamini, R., Lipworth, L., Giacosa, A., Montella, M., Franceschi, S., Negri, E. und La Vecchia, C.: „Vitamin D intake and breast cancer risk: a case-control study in Italy", in: *Ann Oncol* Nr. 20, 2009, S. 374–378

Schauber, J., Dorschner, R.A., Coda, A.B., Buchau, A.S., Liu, P.T., Kiken, D., Helfrich, Y.R., Kang, S., Elalieh, H.Z., Steinmeyer, A., Zugel, U., Bikle, D.D., Modlin, R.L. und Gallo, R.L.: „Injury enhances TLR2 function and antimicrobial peptide expression through a vitamin D-dependent mechanism", in: *J Clin Invest* Nr. 117, 2007, S. 803–811

Schwartz, G.G. und Blot, W.J.: „Vitamin D status and cancer incidence and mortality: something new under the sun", in: *J Natl Cancer Inst* Nr. 98, 2006, S. 428–430

Schwartz, G.G. und Hulka, B.S.: „Is vitamin D deficiency a risk factor for prostate cancer? (Hypothesis)", in: *Anticancer Res* Nr. 10, 1990, S. 1307–1311

Scragg, R., Sowers, M. und Bell, C.: „Serum 25-hydroxyvitamin D, ethnicity, and blood pressure in the Third National Health and Nutrition Examination Survey", in *Am J Hypertens* Nr. 20, 2007, S. 713–719

Shin, M.H., Holmes, M.D., Hankinson, S.E., Wu, K., Colditz, G.A. und Willett, W.C.: „Intake of dairy products, calcium, and vitamin d and risk of breast cancer", in: *J Natl Cancer Inst* Nr. 94, 2002, S. 1301–1311

Sigmundsdottir, H., Pan, J., Debes, G.F., Alt, C., Habtezion, A., Soler, D. und Butcher, E.C.: „DCs metabolize sunlight-induced vitamin D_3 to 'program' T cell attraction to the epidermal chemokine CCL27", in: *Nat Immunol* Nr. 8, 2007, S. 285–293

Smolders, J., Damoiseaux, J., Menheere, P. und Hupperts, R.: „Vitamin D as an immune modulator in multiple sclerosis, a review", in: *J Neuroimmunol* Nr. 194, 2008a, S. 7–17

Smolders, J., Menheere, P., Kessels, A., Damoiseaux, J. und Hupperts, R.: „Association of vitamin D metabolite levels with relapse rate and disability in multiple sclerosis", in: *Mult Scler* Nr. 14, 2008b, S. 1220–1224

Tremlett, H., van der Mei, I.A., Pittas, F., Blizzard, L., Paley, G., Mesaros, D., Woodbaker, R., Nunez, M., Dwyer, T., Taylor, B.V. und Ponsonby, A.L.: „Monthly ambient sunlight, infections and relapse rates in multiple sclerosis", in: *Neuroepidemiology* Nr. 31, 2008, S. 271–279

Tretli, S., Hernes, E., Berg, J.P., Hestvik, U.E. und Robsahm, T.E.: „Association between serum 25(OH)D and death from prostate cancer", in: *Br J Cancer* Nr. 100, 2009, S. 450–454

Tuohimaa, P., Tenkanen, L., Ahonen, M., Lumme, S., Jellum, E., Hallmans, G., Stattin, P., Harvei, S., Hakulinen, T., Luostarinen, T., Dillner, J., Lehtinen, M. und Hakama, M.: „Both high and low levels of blood vitamin D are associated with a higher prostate cancer risk: a longitudinal, nested case-control study in the Nordic countries", in: *Int J Cancer* Nr. 108, 2004, S. 104–108

Vieth, R., Kimball, S., Hu, A. und Walfish, P.G.: „Randomized comparison of the effects of the vitamin D_3 adequate intake versus 100 mcg (4000 IU) per day on biochemical responses and the wellbeing of patients", in: *Nutr J* Nr. 3, 2004, S. 8

Wactawski-Wende, J., Kotchen, J.M., Anderson, G.L., Assaf, A.R., Brunner, R.L., O'Sullivan, M.J., Margolis, K.L., Ockene, J.K., Phillips, L., Pottern, L., Prentice, R.L., Robbins, J., Rohan, T.E., Sarto, G.E., Sharma, S., Stefanick, M.L., Van Horn, L., Wallace, R.B., Whitlock, E., Bassford, T., Beresford, S.A., Black, H.R., Bonds, D.E., Brzyski, R.G., Caan, B., Chlebowski, R.T., Cochrane, B., Garland, C., Gass, M., Hays, J., Heiss, G., Hendrix, S.L., Howard, B.V., Hsia, J., Hubbell, F.A., Jackson, R.D., Johnson, K.C., Judd, H., Kooperberg, C.L., Kuller, L.H., LaCroix, A.Z., Lane, D.S., Langer, R.D., Lasser, N.L., Lewis, C.E., Limacher, M.C. und Manson, J.E.: „Calcium plus vitamin D supplementation and the risk of colorectal cancer", in: *N Engl J Med* Nr. 354, 2006, S. 684–696

Waldman, M., Nicholson, S., Adilov, N. und Williams, J.: „Autism Prevalence and Precipitation Rates in California, Oregon, and Washington Counties", in: *Arch Pediatr Adolesc Med* Nr. 162, 2008, S. 1026–1034

Wang, T.J., Pencina, M.J., Booth, S.L., Jacques, P.F., Ingelsson, E., Lanier, K., Benjamin, E.J., D'Agostino, R.B., Wolf, M. und Vasan, R.S.: „Vitamin D deficiency and risk of cardiovascular disease", in: *Circulation* Nr. 117, 2008, S. 503–511

Ward, K.A., Das, G., Berry, J.L., Roberts, S.A., Rawer, R., Adams, J.E. und Mughal, Z.: „Vitamin D status and muscle function in post-menarchal adolescent girls", in: *J Clin Endocrinol Metab* Nr. 94, 2009, S. 559–563

Wayse, V., Yousafzai, A., Mogale, K. und Filteau, S.: „Association of subclinical vitamin D deficiency with severe acute lower respiratory infection in Indian children under 5 y", in: *Eur J Clin Nutr* Nr. 58, 2004, S. 563–567

Wilkins, C.H., Sheline, Y.I., Roe, C.M., Birge, S.J. und Morris, J.C.: „Vitamin D deficiency is associated with low mood and worse cognitive performance in older adults", in: *Am J Geriatr Psychiatry* Nr. 14, 2006, S. 1032–1040

Woo, T.C., Choo, R., Jamieson, M., Chander, S. und Vieth, R.: „Pilot study: potential role of vitamin D (Cholecalciferol) in patients with PSA relapse after definitive therapy", in: *Nutr Cancer* Nr. 51, 2005, S. 32–36

Wortsman, J., Matsuoka, L.Y., Chen, T.C., Lu, Z. und Holick, M.F.: „Decreased bioavailability of vitamin D in obesity", in: *Am J Clin Nutr* Nr. 72, 2000, S. 690–693

Yetley, E.A., Brule, D., Cheney, M.C., Davis, C.D., Esslinger, K.A., Fischer, P.W., Friedl, K.E., Greene-Finestone, L.S., Guenther, P.M., Klurfeld, D.M., L'Abbe, M.R., McMurry, K.Y., Starke-Reed, P.E. und Trumbo, P.R.: „Dietary reference intakes for vitamin D: justification for a review of the 1997 values", in: *Am J Clin Nutr* Nr. 89, 2009, S. 719–727

Zipitis, C.S. und Akobeng, A.K.: „Vitamin D supplementation in early childhood and risk of type 1 diabetes: a systematic review and meta-analysis", in: *Arch Dis Child* Nr. 93, 2008, S. 512–517

Zittermann, A., Schleithoff, S.S., Tenderich, G., Berthold, H.K., Korfer, R. und Stehle, P.: „Low vitamin D status: a contributing factor in the pathogenesis of congestive heart failure?", in: *J Am Coll Cardiol* Nr. 41, 2003, S. 105–112

Über die Autoren

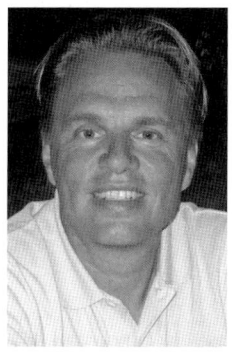

Dr. Volker Spitzer hat Chemie und Pharmazie studiert und war jahrelang als Universitätsprofessor tätig. Er arbeitet in der pharmazeutischen Industrie; sein Schwerpunkt liegt in der präventiven Medizin und der Erforschung von Vitaminen und Mikronährstoffen. Er ist Vorstandsmitglied der Gesellschaft für Angewandte Vitaminforschung (GVF).

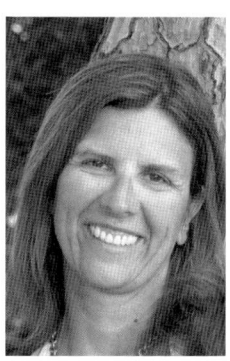

Nicole Spitzer ist Diplom-Ökotrophologin. Sie arbeitet als Ernährungsberaterin und hat sich zur BeKi-Fachfrau für bewusste Kinderernährung weitergebildet.

Nicole und Volker Spitzer sind verheiratet und leben in Lörrach.

Richard Hobday:
Sonnen ohne Schattenseiten
So gesund ist Sonnenlicht

Leseprobe: www.vakverlag.de

Entgegen aller Unkenrufe ist Sonnen gesund – wenn Sie wissen wie! Neben vielen informativen Tipps hält dieser Ratgeber zehn „sonnenklare" Regeln für alle Sonnenhungrigen bereit: Von Hauttyp über Mittagshitze bis hin zu Solarien erfahren Sie hier alles, was Sie wissen müssen, um von der Sonne profitieren zu können.
Doch sie beeinflusst nicht nur unsere Stimmung: Die Therapie mit Sonnenlicht spielt schon seit langem eine wichtige Rolle in der Behandlung von Hautkrankheiten und Winterdepressionen. Ein Platz an der Sonne – das tut nicht nur gut, sondern ist tatsächlich gesund!

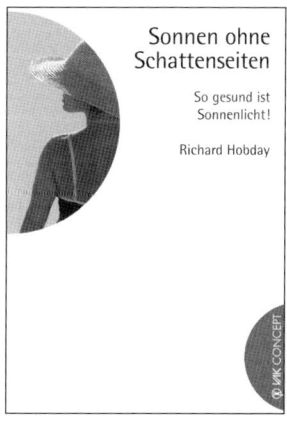

72 Seiten, 9 Abbildungen, Paperback (15 x 21,5 cm)
ISBN 978-3-935767-61-3

Dr. med. Michael Platt:
Die Hormonrevolution
Spektakuläre Behandlungserfolge mit bioidentischen Hormonen

Leseprobe: www.vakverlag.de

Hormone spielen eine wichtige Rolle: Gerät dieses Gleichgewicht aus den Fugen, entwickeln sich Krankheiten – auch solche, die nichts mit unseren Hormonen zu tun haben scheinen. Oft aber werden falsche Diagnosen gestellt und nur Symptome behandelt, obwohl die Ursachen sich sehr gut mit bioidentischen Hormonen therapieren lassen. Der Patientenratgeber enthält praktische Informationen, Fallbeispiele und Therapieempfehlungen und ist auch für Ärzte geeignet, die sich in die das Thema einarbeiten möchten.

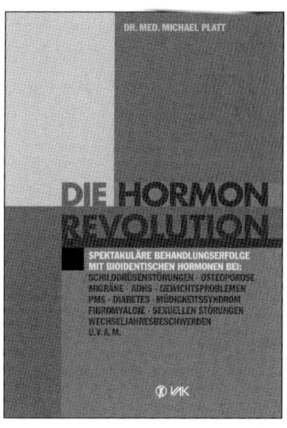

240 Seiten, Paperback (15 x 21,5 cm)
ISBN 978-3-86731-045-1

Peter Kern:
Krebs bekämpfen mit Vitamin B17
Vorbeugen und heilen mit Nitrilen aus Aprikosenkernen

Leseprobe: www.vakverlag.de

In den 1950er-Jahren entdeckten amerikanische Ärzte, dass Krebs entsteht, wenn dem Körper Vitamin B17 fehlt. Es kommt unter anderem in den bitteren Kernen von Aprikosen vor. Die darin enthaltene Blausäure (Zyanid) hilft, Krebserkrankungen vorzubeugen und unterstützt sogar die Heilung: Denn die giftige Wirkung der Blausäure kann nur in kranken Krebszellen freigesetzt werden und zerstört diese von innen heraus – ohne dabei das umliegende Gewebe zu schädigen. Bittere Aprikosenkerne sind eine natürliche, einfache und günstige Methode zur Krebsbekämpfung und -vorbeugung.

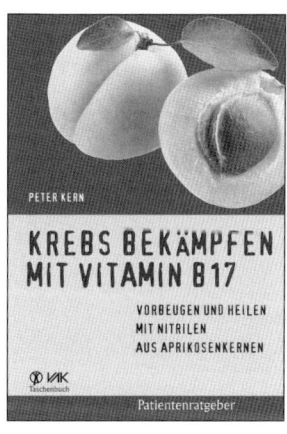

158 Seiten, 20 Abbildungen., Paperback (13 x 20,5 cm)
ISBN 978-3-86731-038-3

Abonnieren Sie unseren Newsletter (gratis) unter: www.vakverlag.de

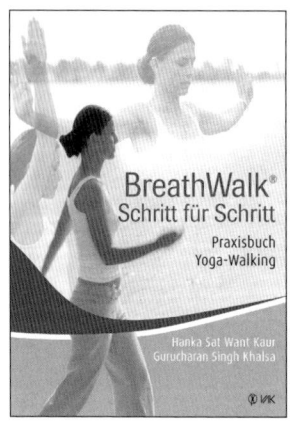

Hanka Sat Want Kaur, Gurucharan Singh Khalsa:
BreathWalk® Schritt für Schritt
Praxisbuch Yoga-Walking

Leseprobe: www.vakverlag.de

Es braucht nicht viel, um Körper und Geist mit neuer Energie zu versorgen: Leichte Yoga-Übungen, das richtige Atmen und einfache Schrittfolgen – BreathWalk® eben! Mit Hilfe der mehr als 200 Übungsfotos in diesem reich bebilderten Übungsbuch kann jeder mit Leichtigkeit die Methode erlernen. Wählen Sie einfach aus den 16 Varianten aus, welche Unterstützung Sie benötigen, blättern Sie zu den Anleitungsfotos, folgen Sie ihnen Schritt für Schritt, beachten Sie die Praxistipps – und dann kann es losgehen!

192 Seiten, 200 farb. Fotos, Großformat (22,3 x 28 cm),
ISBN 978-3-86731-016-1

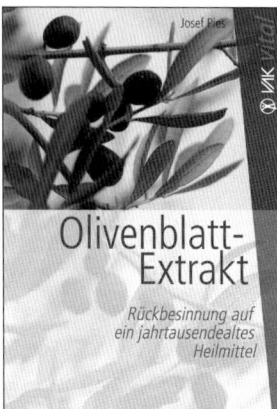

Dr. Josef Pies:
Olivenblatt-Extrakt
Rückbesinnung auf ein jahrtausendealtes Heilmittel

Leseprobe: www.vakverlag.de

Seit Jahrhunderten wird der Ölbaum im Mittelmeerraum intensiv kultiviert und sowohl für die Ernährung als auch zur Behandlung von Krankheiten genutzt. Während die positiven Eigenschaften der Frucht den meisten Menschen bekannt sind, blieb das Wissen über die gesundheitsstärkenden Eigenschaften der Olivenblätter bisher nur einem kleinen Kreis vorbehalten.
In den 1960-er Jahren begann man mit der systematischen wissenschaftlichen Erforschung der Inhaltsstoffe des Olivenblattes. Mittlerweile liegen sehr viele positive Erfahrungsberichte über seine Wirkung vor.

80 Seiten, mit 28 Fotos, Paperback (15 x 21,5 cm)
ISBN 978-3-86731-035-2

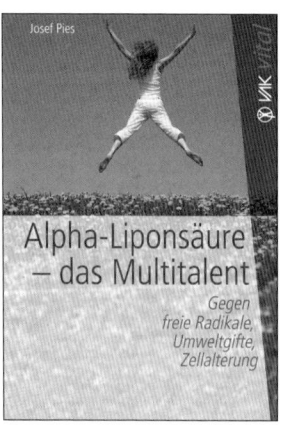

Dr. Josef Pies:
Alpha-Liponsäure – das Multitalent
Gegen freie Radikale, Umweltgifte, Zellalterung

Leseprobe: www.vakverlag.de

Mithilfe des „Radikalfängers" Alpha-Liponsäure können Sie dem Älterwerden gesund, vital und gelassen entgegensehen. Wissenschaftliche Untersuchungen belegen, dass Alpha-Liponsäure auf einfachste Weise vor freien Radikalen schützt und so Zivilisationskrankheiten und dem Alterungsprozess entgegenwirkt.
Alpha-Liponsäure ist ein echtes Multitalent, denn sie kann z.B. Vitamine recyceln und so ihre Wirksamkeit verlängern. Außerdem hat sie einen positiven Einfluss auf Diabetes und die dadurch bedingten Nervenschäden, auf Krebs, HIV und AIDS, Umweltgifte, Zellalterung etc. Mit einem Selbsttest, der zeigt, wie es um Ihr eigenes antioxidatives Profil steht.

88 Seiten, 24 Fotos, zahlr. Illustrationen, Paperback (15 x 21,5 cm)
ISBN 978-3-86731-034-5

Bestellen Sie unsere kostenlosen Kataloge unter: www.vakverlag.de